剛剛好的焦慮

焦慮可以保護你，你也可以善用焦慮。

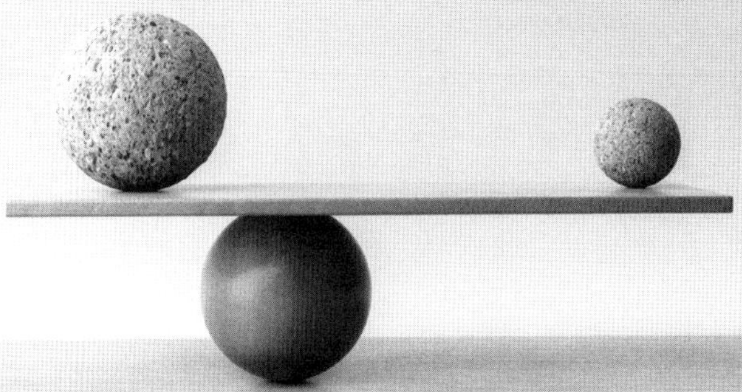

Your Worry Makes Sense

Anxiety and Burnout are Logical

Dr. Martin Brunet
馬丁·布魯內醫師 — 作者

Hannah Robinson
漢娜·羅賓森 — 插畫

陳文和 — 譯者

目次

第2部

身心俱疲：當你精疲力竭，就無法好好痊癒

第4部

還有什麼其他修復方法？

獻給尤金（Eugene），我知道你會以我為榮

推薦序

從逃避可恥但有用，到與生活焦慮和平共存

林彥安

我收到書稿數日後，在螢幕鍵盤前想不到該從何處下筆時，我幡然醒悟，這正是書中所說焦慮與迴避行為交織的體現。為了好好介紹本書，以及為了醫療界與患者而發聲，我擔心自己會做不好，因此一再延後閱讀進度與文稿書寫，或是屢次中斷去做其他事情，這正是對焦慮產生的迴避反應。雖說逃避可恥、但有用，逃避往往是立即緩解內心焦慮的良方，但長期而言卻更可能為個體帶來壞處：例如我牙齒不舒服的時候，也會興起逃避看牙的念頭；又如我的患者看到健檢報告有紅字的項目，會出現一陣子迴避就醫的狀況。焦慮有如敏銳的警報，警告我們不要面對某事，焦慮與迴避實為一體兩面，也是我從未意識到的現實。

焦慮平時作為合情合理的警報存在，當失控時，就是許多焦慮性疾患的表徵。我在長庚醫院從事家醫科工作十年，時常陪伴為焦慮所困擾的患者。服務的患者橫跨共病焦慮症的憂鬱症、廣泛性焦慮症、恐慌症、失眠症、懼曠症、難治的胃食道逆流、功能性消化不良、腸躁

症，甚至是喉嚨異物感與口腔灼熱症。不只是焦慮性疾患本身，也有許多以身體症狀為表現的疾患，時常被世人稱為「自律神經失調」，也有同時出現焦慮特質的內分泌疾病，例如甲狀腺亢進或原發性高醛固酮症等。以我們家醫科的診療理論而言，最終表現出焦慮結果的患者，不但有生物醫學領域和生命重大事件的因素，也與個人擁有的資源與應對策略有相互交織的關聯。因此，**藉由本書了解焦慮從何而來，進而懂得如何安撫這頭內心的野獸，不僅有助於了解他人的處境，也能促進洞察自己的內心**。

本書的結構分成四大部分：第1部介紹焦慮與迴避行為乃是一體兩面，並以基礎的心理學理論詮釋恐懼症、恐慌症、廣泛性焦慮症、健康焦慮症等這些盛行率高的疾病；以及當人類面對這些建議你進行逃避的警告時，可能會做出的不作為：拖延、自我治療、強迫行為、飲食疾患、自傷，甚至尋求保證等。第2部談論當代社會人人都應當注意的身心俱疲議題，以及如何在個人層面進行每週為單位的行為調整，能夠分散注意力的心流性活動，也成為保護內心的首選。第3部轉進我們科所重視的生活型態改善，介紹心理學上經典的系統性減敏與暴露療法，並提倡以輕鬆詼諧的方式標記自己內心的焦慮（如同《腦筋急轉彎2》〔*Inside Out 2*〕中，以焦焦的形象標記焦慮），容許焦慮的存在，但為其設下界限。第4部則更接近醫學臨床情境，介紹失眠重要的認知行為治療：刺激控制與睡眠限制法；認知行為治療雖然不是對人人有效，但也是重要的心理介入方式，第三波認知行為治療的「接納與承諾療法」，也是實證推薦的失眠療法之一。最後是藥物治療，雖然鎮靜劑類型的藥物擁有速效、但不涉及改變腦內功能與心理機制，必要時採取一定療程的抗憂鬱劑治療或心理治療才是治本之道。

結果來說，剛剛好的焦慮也讓我順利完成了這篇序文。本書從日常生活中常見的情境著手，引領讀者洞察焦慮與人類行為間的交互關係，並以行為改善建議控制焦慮對內心的危害。但若內心的困擾不是能夠獨自消化處理的，或需要進階治療建議時，有如書中的建議，請積極尋求心理師、家醫科醫師與身心科醫師的協助！

（本文作者為「秒懂家醫科」創辦人、家醫科醫師）

推薦序

擁抱焦慮，化為雙翼

王意中

每個人都有核心情緒，而我的情緒主要是焦慮，幾乎占了九成。

在我日常生活中、工作上，無論是心理治療所、演講、寫作，無時無刻充滿了時間的安排。就以從宜蘭前往中南部演講而言，有時交通來回轉乘，至少得要十趟。在這無數的轉乘當中，時間的掌控與拿捏顯得非常重要。

這看似我對時間很焦慮，但自己卻很清楚知道，焦慮的核心在於：萬一沒有辦法按照既定的時間順利銜接、遲到了，這時周遭他人會如何看待我？沒錯，人為何那麼在乎他人的評價？我如何認知？我怎麼思考？這是我的弱點，也是亟需自我調整的所在。

焦慮很煩人，常不請自來，想待多久就多久，隨自己的意。然而，當焦慮叩門時，也有許多的徵兆、線索，可以讓我們有所提防和準備。

雖然焦慮是我的核心情緒，但我從來沒有想要把它移除掉。事實上，**焦慮無法移除，也不**

需要移除。每一種情緒都有它存在的價值，焦慮也是一樣。它讓我們可以保持警覺、安全，讓表現更符合自己的期待。

如何讓焦慮保持適度的界限，不受焦慮影響到自己的生活品質與工作內容，這是我無時無刻在練習的事。**覺察、轉念、行動，是我一直以來處理與面對焦慮的主要方式**。適時覺察自己的想法與情緒，透過合理的思考來解讀，藉由適當的行動來緩和自己的情緒，讓焦慮可以控制在一定的水位。有了控制，這時焦慮將成為自己的好夥伴，對自己帶來好助益。

《剛剛好的焦慮》全方位提供了有效的方式，讓讀者朋友可以合理看待自己的焦慮情緒，不再視焦慮為毒蛇猛獸，避之唯恐不及。

我知道焦慮會跟隨我一輩子，相伴一生。因為如此，焦慮就像我的好朋友，彼此相知相惜。徹底了解焦慮的模樣，對自己所帶來的訊息與意義。

從閱讀過程中，找到相對應的處理方式。避免讓焦慮洪水滿溢，越過心理的堤防，讓自己招架不住而潰堤。一切剛剛好就好。讓焦慮的出現不過於頻繁。不窩藏在內心裡，延宕太久。強度不至於讓自己窒息，難以呼吸。讓焦慮發揮它的積極作用，成為自己的雙翼。

（本文作者為王意中心理治療所所長／臨床心理師）

推薦序

高績效時代的身體代償，學會剛剛好的焦慮就好！

黃之盈

現代人的積勞成疾，其來有自！許多的慢性疾病與生活習慣、作息、日常活動都有許多關聯。我最喜歡書中提到的重要觀點：我們都可以擁抱剛剛好的焦慮，因為其實「焦慮無害」。理解焦慮並不是要消滅它；而是我們得重新定義生活與焦慮的關係，包括生活的排序、是否有適當的睡眠、生活習慣的改變等。

當我們不再一味抗拒或逃避焦慮，而是學會與之共處，就能逐漸找回內在的力量與自主性。如果我們亟欲跳過或壓抑焦慮的心情，又或是將焦慮當成敵人或洪水猛獸，反倒會讓焦慮的狀態更加嚴重。

老實說，習慣擔心的人都想從焦慮中解脫，但往往焦慮就像在與自己的矛盾抗戰，所以才感到舉步維艱。所以，書中反向提醒我們「焦慮是深植在大腦的防御預警系統」，不要忽視它，它將幫助我們重新學習如何與自己的大腦重新溝通，正因為焦慮是身體的防禦系統的一部分，當然就無法簡單地「不想就好」。

書中更提及，當我們能辨識並理解焦慮的信號，恐懼的力量便會減弱，內心也會慢慢恢復平靜。幫助我們找到對所有人都一體適用的康復方法，例如：別等到想做才做、藉助誘因幫自己做到、變換遣詞用字、調整步伐、將惡性循環變成良性循環等方法，再更具體、細緻來說，書中還提供了多種實用方法，例如：建立良好的作息、調整鬧鐘設定、從事能啟動右腦的創造性活動（如繪畫、音樂或園藝）、改善睡眠品質，以及學會適時說「不」、拒絕不必要的請求等；這些看似細微的改變，都能逐步累積對抗焦慮的力量。

這是一段認識自己，勇敢啟動自我成長、生活習慣改變，以及學習如何與大腦重新溝通的歷程。也正因為焦慮情緒是重要的禮物，不應壓抑或忽視它，書中提醒我們，即使只踏出一小步，都能為心靈復原奠定基礎。

在我的生活中，絕佳有感的就是關於「呼吸的力量」及「睡眠的重要」。呼吸在身體機能中具有關鍵角色，它不但是自動化功能，更容易受情緒和行為的影響。尤其在焦慮狀態下，常見的過度換氣會導致二氧化碳排出過多，進而影響身體的酸鹼平衡，造成一連串的不適症狀，如頭暈、刺痛、手腳麻痺，甚至抽搐。這些症狀雖然令人不安，但其實多數並不危險，只要呼吸回復正常即可改善，透過改善呼吸方式，例如使用橫膈膜呼吸、以鼻代口呼吸等，來緩解過度換氣與焦慮引起的不適。這不僅是一種再簡單不過的自我照護方式，更有助觀察自己，以及恢復身心平衡。

我認為在凡事都強調高CP值的台灣，每個人都將因本書而獲得療癒且受惠！

（本文作者為諮商心理師、暢銷作家）

推薦序

看懂焦慮，才能有效管理焦慮

蘇益賢

焦慮是一種本質讓人很不舒服的情緒。但這種「讓人不舒服」的設計背後，其實有其合理的原因。倘若我們沒有意識到這種設計背後的脈絡，就很容易誤用沒有實際幫助的方法去處理焦慮。

從演化的角度來看，人類大腦發展的各種功能，多半都是為了讓物種的性命能延續，並且繁衍後代。焦慮亦然，因此我們其實可將焦慮理解成大腦內建的「保護機制」。焦慮帶來的不舒服讓人們「難以忽視」，因此人們得儘快做些什麼，好讓自己能緩解這種不適感。

在遠古時代，這種「感受到不舒服→儘快做出反應→避開（潛在）危險→讓性命得以延續」的程序，正是老祖先存活的關鍵。某種程度來說，一個不會焦慮、太不焦慮的祖先，在那個年代是很難存活的。

不過今非昔比。那個處處是猛獸，需要儘早反應（不管是戰鬥或逃跑）才能活下來的時代已經過去了。不過，人類大腦的演化卻來不及跟上時代的變化。大腦仍用過往的反應模式來面對現代生活。它分不清楚「草叢裡的那隻老虎」和「主管辦公室裡面的人」之間的差異，總是盡責地「看到黑影就開槍」，在第一時間就打出不舒服的訊號。

讓情況雪上加霜的是，許多人為了處理焦慮帶來的不適而採取的行動（特別是本書介紹的迴避、尋求保證等行為），多半僅能短暫減緩焦慮。長期來看，反而很容易惡化未來焦慮出現的頻率與強度。看清楚這種隱性的惡性循環如何發生與維持，在臨床上是心理師陪同個案學習管理焦慮的關鍵起點。

不管讀者是否罹患焦慮症，**去理解焦慮背後的來龍去脈，都能幫助我們提升與改善生活品質**。畢竟，不管你是否有焦慮症，每個人都有需要面對焦慮的時候。仔細想想，焦慮更是常出現在某些我們心心念念的人生關鍵時刻。好比，下週那場攸關你能否晉升的報告；害怕搭飛機的你，正在考慮是否參加孩子為你舉辦的家族海外旅行等。

誠如作者提問：「焦慮會阻礙你做什麼？」或許是我們翻開本書，繼續往下閱讀很好的引子。誠摯邀請讀者翻開本書，一同理解、認識焦慮與其本質，學習有效應對焦慮、掌握與焦慮帶來的不適感互動的方法，讓剛剛好的焦慮帶我們突破舒適圈，邁向讓人生更好的境地。

（本文作者為臨床心理師、職場心理講師）

引言

擔任家醫科醫師（GP）一段時日後，我開始注意到某些顯著的規律。疾病無疑有形形色色的樣貌：有些症狀會在特定情境下同時出現；每年總有同樣的問題反覆上演；某些症狀會隨時間推移而變化。我也觀察到，人們表達自身困擾的方式各有模式。若飽受焦慮所苦，他們往往會說：「醫生，我知道自己很荒謬。」

人們因為擔心太多而覺得自己荒唐，甚至事實上無法停止焦慮，而進一步認定自己太傻或不正常。焦慮的理由可以是任何事。我們經常對無法掌控的事感到擔憂。祖母或許擔心遠在戰地服役的孫女是否平安。即使明知擔心無濟於事，只會讓自己更痛苦，但那份牽掛依然揮之不去。旁人安慰我們：「她會沒事的，軍旅生活是她的夢想，她目前並不置身於危險之中。」這些話語多半是事實，但並不會消除我們的焦慮，反而讓我們覺得自己過於愚蠢，因為還是想不開。

或者是我們為了要不要赴一場聚會而焦慮。這實在毫無道理，明明知道**朋友**總是樂於看到我們、親切待人，也會理解我們的緊張，卻還是寧可留在家中，畢竟不社交，比較自在。若被問起為什麼不去，我們還會想出各種理由，因為說實話似乎會讓人看輕我們。

又或者去超市購物也能引發我們莫名的恐懼。逛超市不會傷害我們，外面的任何人都不會傷害我們——以前我們常常去，誰也沒特別注意我們幾點出現，因為大家都忙著各自購物——但偏偏就是一個再平常不過的地方，那個我們一直以來都在採買日用品的地方，現在卻讓我們感到一種說不出口的、毫無道理的、全身發顫的恐懼。於是我們選擇線上購物，並對自己說是為了方便。事實上，我們心裡明白真正的原因不是如此，但要承認真正的理由聽起來又太傻，傻到連說出口都覺得不好意思。

問題在於，覺得自己很愚蠢會讓情況變得更糟。它讓我們愈來愈無力，彷彿所有錯都在我們身上，彷彿是**我們**本身出了問題。**我們**會想，是不是自己太脆弱，才會這麼焦慮？必定是**自己**有什麼性格缺陷，才會老想太多？世界上的其他人好像都活得好好的。我們開始覺得羞愧，因為這些感受好難啟齒，也很難解釋清楚，或者我們只是害怕，一旦說出口，別人會怎麼看我們。人們在試著安慰我們的時候，反而變得殘忍。他們要我們不要想太多，彷彿這句話就能神奇地把所有恐懼抹除；甚至更直接一點，他們會說：「你不要這麼『傻』好不好。」

這正是我將本書取名為《剛剛好的焦慮》的原因。因為我們從焦慮學到最重要的事情是：其實焦慮並不愚蠢或可笑，它通常具有深刻的邏輯與目的。我們需要重新學會：感受到這些情緒，一點也不愚蠢，真的，一點都不是。這些擔憂很有道理、很合理，也非常有存在的必要。而且要人不要擔心，就好像叫他不要呼吸、不要活著、不要當人一樣荒謬。只是，焦慮真的很難共處，尤其當它不受控、失控的時候，那種感覺會**讓我們覺得**整個世界一點都不講理了。

關於讓人心累、壓力山大的身心倦怠，我觀察到它有很多不同的模式。每當我們面對無法負荷的壓力時，那份焦慮往往是深刻又難以忽視的。當然，焦慮背後的原因可能很多，身心倦怠也不一定是你此刻的主要議題。但如果你正感到疲憊不堪，那麼在認清事實且著手休息和恢復之前，我書中所有關於焦慮的討論，都可能對你幫助不大。這也是為什麼身心俱疲是本書的重要內容，並且我以〈當你精疲力竭，就無法好好痊癒〉當成標題的原因。說真的，如果你正是因為太累才拿起這本書，那我會建議你看完引言後，直接翻到第2部開始讀，先好好了解身心俱疲的課題。先正視這個問題吧！畢竟此刻的你，可能真的沒力氣從頭開始慢慢看完整本書呢！

在多年行醫過程中，我還察覺自己對病患說的話常出現固定模式。我會一再問：「焦慮讓你無法做哪些事？」「你記得第一次恐慌發作的情形嗎？」「你晚上幾點上床？早上幾點起床？」因為這些問題往往能揭露人正在經歷的焦慮狀態。我問了非常多次這些問題，因為人們有相同的掙扎，而且因為處理焦慮就像引導患者穿越雷區。

我們很容易在不知不覺中踏進陷阱，有些行為看來再自然不過，彷彿是理所當然的反應，但偏偏正是這些反應，讓我們一步步困在焦慮的惡性循環裡，愈努力，反而愈難脫身。比如逃避焦慮來源，或熬夜一整晚後，隔天早上賴床補眠。這些行為有什麼問題嗎？我確信許多人能夠不需要我的幫忙，就能成功自行從這些陷阱中脫困，但那些走進診間尋求我協助的人，通常已經困在其中，無法自拔。

我從提供建議的模式中體會到，光是告訴病人做什麼效果有限。我必須引導他們去發現：自己真正關切的是什麼，想改變的是什麼，應該避免的是什麼。我們會談論睡眠的重要，還有怎麼從最基本的地方開始調整，讓自己好好睡一覺。我也從與病人的逃避行為對話中，看到反覆出現的模式。我們其實需要學著接受恐懼並學會面對，而不是一味祈禱它別出現；還有，想法、情緒和行為三者之間怎麼互動。我會談到動機是怎麼隨時間慢慢消退的，但習慣卻會一點一滴地累積；也會說，與其訂下宏大卻不切實際的計畫，不如踏實地做出一些小而可行的改變，這樣更容易讓人真正感受到前進的力量。哪怕只是微小的進步，也值得你為自己鼓掌。而且，我也有很多關於身心俱疲的對話：關於病患如何在心力交瘁之後感到困惑和失落，即使旁人早已察覺端倪；也談到，有些人其實正是最容易陷入身心耗損的類型，但他們往往不是因為自己想像的原因才走到這一步。

這就是為什麼我必須寫下本書，因為我見證太多人受焦慮與筋疲力竭所苦，也看見我們在面對它們時容易犯的錯。我希望能幫助讀者多理解這些問題，不只為了自己，也為了我們關心的、受心理健康問題影響的人。畢竟，身為一位家庭醫師，我總是受限於一次只能陪伴一位病人，還有那少得可憐的看診時間。關於這些主題，我有太多話想說，撰寫這本書，可以一次把它說清楚、說完整。

《剛剛好的憂慮》從家醫科醫師的角度切入，探討焦慮為什麼發生，以及焦慮普遍出現在現代生活中，是完全合邏輯的。我會以同樣的邏輯解析焦慮為什麼從原本用來保護我們的機制，演變到支配、控制我們生活的全新程度。我會尋找焦慮的觸發機制，哪些常見的應對方式反而適得其反；以及，哪些更有效的方法能幫助我們重新找回掌控權。

我認為，我們需要接受甚至是感謝生活中的焦慮，而且感覺焦慮控制我們是一回事，知道**我們**被**它**控制是另一回事。我也會關注很多人都發生過的身心俱疲經驗，以及它如何在某個瞬間，讓我們突然陷入災難性的焦慮之中。然而理解上述內容，做出調整、給自己時間，我們便能恢復且重拾健康與活力。最後我會分享關於焦慮與身心俱疲的治療方式，無論是心理學或醫學的。

我工作最有價值的地方是能傾聽病人述說故事，也正是傾聽的過程讓我學到很多，遠超過成為醫生的訓練上。因此把這些故事放入書中，對我來說是正確的決定。其中有些故事來自患者的直接對話，並經過當事人的同意才使用；有些使用真名，有些使用匿名；還有一些是綜合多年臨床經驗所創作的模擬情境。我真心希望你和我一樣，從這些故事中找到理解與共鳴。

第 1 部

焦慮與迴避

令我們愈來愈糾結的安全機制

第1章 焦慮，其實只想守護你

繞著那棵老樹跑

小時候，我和兄弟姊妹發明了一個超級刺激的遊戲，叫做「繞樹」。

這個遊戲在我們家族擁有的露營場上演。整個夏天我們一家都在那裡生活、工作。通常每到午後的寧靜時光，帳篷的大人們都會去海邊曬太陽或玩水，而留下來的整片空蕩蕩的帳篷區，就成了我們絕佳的祕密遊樂場。

這個遊戲的主角是營地中間那棵又高又壯的老杉樹（fir tree）。它枝葉茂盛，底層枝幹低垂，非常適合攀爬。最棒的是其中一根橫著長的粗枝，離地大約六英尺（一百八十公分左右），不但好爬、坐起來也舒服極了。我們一個個輪流坐上去，久而久之樹皮都被磨得滑溜溜的。

其中一人坐在那根六英尺高的樹枝上當「觀察者」，其他人則繞著樹跑。這也是遊戲名稱的由來，雖然名稱本身不太有創意。我們在帳篷之間躲躲藏藏，想辦法偷偷從一頂帳篷衝向另一頂，盡量不要被樹上的人看到，直到他看見我們、叫出我們的名字。每完成四分之一或半圈，就可以得分。偶爾也有人能在沒被發現的情況下，繞完整圈。

不過那棵樹可不只是一根樹幹，我有時會鼓起勇氣，往更高處爬，大約再往上三英尺（約九十一公分）左右還有一根樹幹，那就是我能忍受的極限了。再高，我的心跳就會開始加速，那種恐懼也成了我劃定界線的依據。我相信我爸媽也會因此鬆了一口氣。

・・・・・・・

你也許會想，如果我們永遠不害怕，是不是就太棒了？沒有一絲的恐懼、焦慮、煩惱的感覺。早晨醒來覺得一整天神清氣爽；不用擔心今天要面對什麼人、要做什麼事；面試、上台表演都能輕鬆應對，一點壓力都沒有。這聽起來多好啊，但真的會比較好嗎？

最近我讀到一篇文章，簡單介紹了McAfee防毒軟體創辦人約翰・麥克菲（John McAfee）的人生故事。他的人生高潮迭起、充滿爭議；做事毫不保留，可以一夜致富，也能一夕破產。

二〇一二年，他住在貝里斯（Belize），因為涉嫌謀殺鄰居，被警方通知到案說明。但當警方去他家找人時，他早就逃之夭夭，最後竟然在瓜地馬拉（Guatemala）被發現。外界都以為他會因此入獄，結果不到一週又被釋放。

最讓我印象深刻的是他後來的一段自白。他說：「那件事結束之後，我問自己：『天啊，我當時應該嚇壞了吧？』但我完全不記得有那種感覺。」

我們每個人都與眾不同

「我真的想不起來自己是不是怕了！」想像一下，當警方一路在中美洲追捕你，希望調查謀殺案，你卻**不記得**自己是不是怕了？不論這句話背後代表什麼，這當然不合常理！人有時真的可以無所畏懼，這很令人驚訝。但多數人若遇到類似情況，應該會牢記自己內心當時多麼驚恐萬分吧。或許，這正是為何我們多半不會大富大貴或落得遭警方通緝的原因吧，而這也是麥克菲如此獨一無二和超乎常態的原因。我們多數人的確會擔心很多事，而或許這些擔心自有其存在的道理。

幾年前，我和太太有機會造訪加拿大（Canada），那趟旅程中最難忘的經歷，就是在加拿大西岸卑詩省（British Columbia）參加了一次賞熊活動。有一回，我們幸運地看到一隻母灰熊，帶著三隻小熊悠哉地沿著河口、邊走邊吃岸邊的小螃蟹（shore crabs）。引人入勝的是，有一隻小熊總是緊緊跟在母熊身邊，另一隻小熊則是好奇、愛冒險，總是不斷想走遠一點，這邊探探、那邊望望，而母熊得密切注意小熊的動靜。第三隻小熊則介於前兩者之間，牠有時湊熱鬧去看看愛探險的手足在做什麼，有時又回到媽媽身邊尋找安全感。

帶我們去觀熊的導遊說，幾乎每回見到三隻小熊都是這幅景象。你可以看到這些行為為什麼能幫助熊族生存：喜愛探索的小熊比較可能遇上麻煩，面臨危險時可能最先受傷，但也可能最先學會獨立生活。大自然已經預先決定某些動物勇於冒

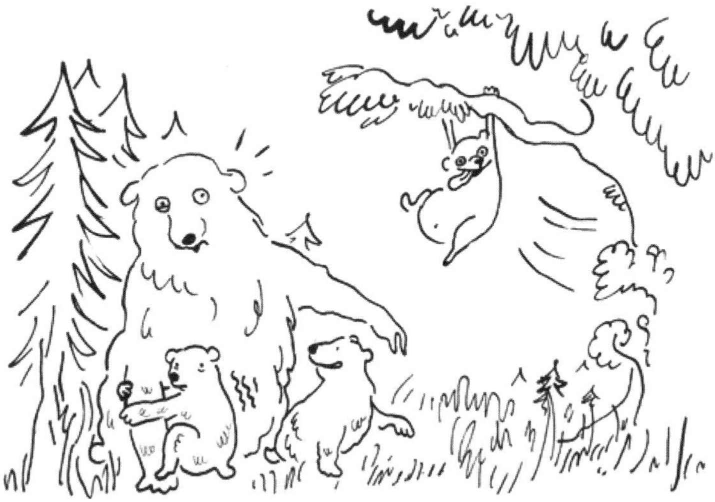

險，而某些動物較為小心翼翼。物種之所以能延續，往往是因為牠們擁有多樣的行為特質。人類也一樣，有相同的行為不令人意外。從這個角度來看，我們對恐懼和焦慮對於生存具有重要功用的論點也不用大驚小怪。

馬修的故事

馬修如此描述他的焦慮經驗：

我一大早就醒來，再也無法入睡。心跳得厲害，我非常清楚感覺到心臟砰砰砰的跳動。曾經讓我開心的事，突然變得索然無味；整個人提不起勁，也沒有動力。我失去食欲，取而代之的是噁心感，時不時還會乾嘔，甚至真的吐出來。我總是籠罩在一股說不出的恐懼底下，好像有什麼可怕的事即將發生，或是無法應付自己應該處理的一切。我時常哭泣，然而一天結束，這些症狀往往漸漸淡化，然後我必須設法完成應該做好的事。我發現隨著情況改善，不舒服的感覺會更早消失。

馬修確實經歷了令他非常煎熬的焦慮，在恢復前有好幾個月幾乎完全主導了他的生活。不過，焦慮與恐懼確實也有存在價值。畢竟，如果我在攀爬最喜歡的冷杉樹時，完全沒有感到恐懼會有什麼後果？正是害怕讓我每次都止步在最高處，要是沒有恐懼，又有什麼能阻止我繼續往上爬呢？光靠理性思考真的足夠強大到阻攔我嗎？也許我可以理性推論：愈往上爬，樹枝愈細、愈無法支撐我的體重，如果摔下來一定會受傷。但沒有害怕，理性推論是否足夠**強大**到制止我？害怕是一種非常強烈的情緒驅動力，但同樣地，好奇心、想要讓人刮目相看的渴望，也一樣可以驅使我們冒險。當面對真正的危險時，恐懼夠強烈才能凌駕其他情緒，把我們拉住，不讓我們往前衝。否則，不只是孩子，可能連不少大人都會從樹上掉下來呢！

更重要的是，焦慮不只保護我們的身體安全。如果我們從不擔心繳帳單，可能會肆無忌憚地花錢，最後陷入債務危機；面對即將到來考試所產生的焦慮，其實是一股強大的推力，讓我們坐下來好好讀書；對家裡可能遭竊的擔憂，則提醒我們出門前要鎖好門。當然，這些行為不一定只能靠焦慮來驅動。例如，我們也可能想在考試中表現優異而念書，而不是因為害怕不及格；鎖門也可能只是我們日常例行公事的一部分。然而，焦慮帶來的不安感對我們的行為是有力的提醒，當我們可能做出讓自己後悔的事情時，焦慮是內建的必要安全平衡機制。

為了發揮保護功能，焦慮需要有幅度很廣的「音量鍵」。有時是輕聲細語的擔心，好比我們離開家門後，忍不住回頭確認門有沒有鎖好；但有時像驚天動地的尖叫聲，讓我們在生命危急時，瞬間停下腳步。就像愛冒險的小熊，需要一點點拉住牠的力量，才不會迷路；但如果牠總是黏著媽媽，從來不敢離開一步，牠也永遠學不會如何獨立生存。因此，焦慮就像這兩種情況的平衡點——我們要能夠察覺它、認得它，而且當需要時還能有意識地克服它。但同時，它也必須有能力將音量加到最大，讓我們在真正危險來臨時，立刻警覺、果斷停下。

當焦慮變成問題時，通常是控制議題。不是我們感受焦慮程度與面對的問題不成比例，就是焦慮持續的時間超過需要的程度——有時焦慮似乎不會停止，以至於我們腦海揮之不去「有危險、有危險」的警報聲。又或者，面對日常生活中的小小壓力時，焦慮的幅度卻像失控般一下急升到最大，整個人陷入恐懼中，甚至引發恐慌發作。

恐慌發作有什麼效用？

有時我們很難理解，為什麼人們會恐慌發作。大家都知道，當我們感到害怕時，身體會釋放腎上腺素（hormone adrenaline，也叫做epinephrine），這也是**驚恐**、**逃跑和戰鬥**的賀爾蒙。當覺得害怕時，腎上腺素會釋入血液中，它會幫助我們逃跑或挺身而戰。腎上腺素的作用能讓我們的身體加足馬力：心跳加快、血壓升高、暢通肺的呼吸管道，幫助我們運送更多氧氣到肌肉，當我們需要逃或戰鬥時可用。腎上腺素也讓我們瞳孔放大，視野更清晰；讓葡萄糖進入血液，讓大腦能夠全速運轉，應對眼前的危機。這解釋了焦慮時出現的許多症狀：像是心悸、眼神緊張、手心冒汗，而這些不舒服的症狀都是有意義的，因為一旦腎上腺素飆升，我們就更有可能逃脫險境或擊退攻擊者。但話說回來，恐慌發作到底是怎麼回事？當我緊張到連呼吸都困難，或害怕到全身僵住動彈不得，要怎麼逃？又怎麼可能戰鬥？我們要如何看待這種暫時失能程度的害怕呢？

少年Pi對恐懼的看法

楊．馬泰爾（Yann Martel）的動人小說《少年Pi的奇幻漂流》（*Life of Pi*）有一整個章節在描寫主角對恐懼的體驗。你如果讀過這部小說或看過改編電影，應該能想起主角受困於海上漂流的救生艇，而更令人震驚的是，他發現自己竟然必須與一頭成年孟加拉虎共處。他對恐懼的描述，是我讀過最出色的一段文字。以下是他用身體的感受來形容那一刻的震驚。

> 緊接著恐懼就占據了你整個身體，其實你的身體也早已知道嚴重的不對勁。你的肺已像小鳥般飛離，你的內臟像蛇般溜走，你的舌頭像負鼠般倒地而死，你的牙關格

格格響個不停，你的耳朵變聾，你的肌肉像罹患了腹瀉似地發抖，你的膝蓋跳舞似地抖個不停。你的心臟繃得太緊，括約肌又太鬆弛，你身體的其他部分也一樣。你的每一個官能都流離失所，只有兩隻眼睛堅守崗位，眼睛總是會格外留意恐懼。[1]

馬泰爾對恐懼的描寫幾乎無法真正幫助少年Pi面對那個危險的乘客，然而他書寫的感受卻讓許多人產生共鳴；因為它準確地呈現了恐慌發作的真實感受。那麼，我們的身體為何會這樣反應？過去幾年，我一直以為，恐慌單純只是人體產生腎上腺素時、令人遺憾的副產品而已：系統錯亂導致超載的副作用。雖然自然界勉強能接受，卻非設計的本意。然而，隨著我愈思索和試圖理解焦慮，就更加明白：即使是恐慌也有存在的目的。因為，懼怕**必須**強烈到我們無法壓抑，強烈到讓我們的身體動彈不得，**無法**進一步涉入險境。因為恐慌要真正發揮作用，必須同時在生理上夠強烈和在情緒上令人難受。身體不想時時涉險，所以透過不舒服的感受讓我們從此不敢再重蹈覆轍。這可以解釋多數陷入恐慌的人描述的「必死無疑的感覺」；如果我們的身體被設計成讓恐慌如此令人難受，使我們覺得世界即將滅亡，我們必然會努力避免再次掉進同樣的危機裡。

因此，恐慌發作就像煙霧警報器。發生大火時，它會喚醒我們；火苗剛竄出一點時，它會警示我們。但當恐慌成為問題時，它就像故障的煙霧警報器，只要最微弱的火焰或煙霧就會一觸即發，嚴重到我們甚至沒辦法好好煮頓飯，光煮晚餐都會被刺耳的警報聲震得無所適從！

焦慮猶如疼痛

假如你曾經經歷過恐慌發作，並且想知道為什麼這種事會發生在自己身上的話，那麼把它視為自然形成的剎車機制可能有幫助；恐慌的目的是阻止你做出衝動行為，是身體保護我們的方式。問題在於——我們之後會看到——當一點也不危險的事情也會觸發恐慌發作、響起警報時，恐慌便不再是我們的守護者了，它成為困住我們的獄卒。

焦慮在某種程度上有點像疼痛。疼痛是為了保護我們不受傷害；如果神經受損、感覺不到疼痛（像麻瘋病或糖尿病這類會影響神經的疾病）往往會造成更大的問題，因為我們可能會忽略傷口、引發身體感染，卻沒有疼痛警訊提醒我們出問題了。疼痛和焦慮一樣，都需要有強度的變化範圍（sliding scale）。當輕微的痛感發出早期警訊時，我們可以選擇忽略，或是咬牙撐過，因為心中有更高的目標想達成——問問任何一位堅忍挺過疼痛的自行車騎士就能了解更多！然而，疼痛也必須有極端面向——強烈的痛感會讓我們立刻縮手，身體會本能的退縮。正是這種又痛又難受的經驗，才會阻止我們即使骨折還想走路，或是碰到火時下意識的縮手。

不過，疼痛和焦慮一樣，可能成為問題。頑固、慢性的疼痛讓人身心俱疲，尤其你無法擺脫疼痛的原因，或無法有效治療造成疼痛的急病時，這種棘手的疼痛確實令人無法忍受。焦慮也是如此；原本它是我們的好盟友：幫助我們適度擔心，好按時交出報告；讓我們在演奏音樂時，保持敏銳和專注；提醒我們注意財務狀況，以免舉債度日。但當焦慮變成使人日漸衰弱的負擔，讓我們每天早上感到胸口緊繃，難以正常生活時，焦慮就不再是幫手了。或者，它可能只在特定時候成為問題——當我們搭火車、接種疫苗前，或家裡出現蜘蛛時——而它一旦現身，將會徹底控制我們。

唯有真正了解當焦慮對我們有幫助，它的存在意義是什麼時，我們才有可能在它失控時，重新將它拉回正軌。而為了理解焦慮為什麼會失控，我們必須思考一般稱為觸發（triggering）的制約（conditioning）概念，這是下一章的主題。

第2章 觸發點沒有好壞 它們是直通情緒的捷徑

困在雨中

……………

我的反應速度令自己訝異。開門需要多少時間？我甚至還來不及把腳踏進門縫，就在瞬間被拋回到四十年前。我對時間與空間的敏銳感受一下子被記憶包圍了。

我又變回了小孩，在長大成人的露營地。我們在家人每年夏季會住的露營車裡生活，在帳篷中入夢，負責讓來度假的人感到開心，確保他們支付營地費用，並在早上賣他們牛奶和麵包。這一連串交織的感官記憶把我帶回往日時光：當時我穿著睡袍，正準備在睡前出去倒垃圾，門一打開外面是夏季夜晚的一片漆黑，迎面而來的是突然的嘩啦嘩啦雨聲。

黑夜、睡袍、雨的聲響和氣味一起出現，勾起我的舊時光。童年時期有太多這樣的夜晚，我把自己裹得緊緊地，從舒適的帳篷中鑽出來，冒雨走向營地廁所。其實這並沒有很糟，但雨落在帳篷上的聲音來總是聲勢浩大，而鄉下的夜色總是特別濃、特別深。

那是一段歡樂歲月，那片露營地的回憶總是帶給我幸福的回憶，所以，當成年的我站在門口被突如其來、綿延不絕的往日情懷強烈衝擊時，雖然有點驚訝，但並未感到不快。不過，我清楚領悟到：如果我的童年經歷迥然不同，若是曾在某個深夜遭到攻擊，以至於在雨夜，只要我穿著睡袍，總會聯想到恐怖的事而心生畏懼的話，那麼這時我可能會全面恐慌發作。恐慌來襲的速度將遠遠超越我的料想；我的心臟勢必狂跳，我的大腦會跟不上鋪天蓋地的狀況。

• • • • • • • •

我們都曾經歷這種短暫的經驗，鮮明的回憶或情緒突然毫無預警地湧上心頭。也許是一種獨特的烹飪氣味，將我們帶回祖母的廚房；或者是茴香的味道，讓我們想起口袋裡總是裝著茴香風味糖果球的叔叔；抑或是一首歌開頭幾個小節的旋律，牽引出一連串愉快或悲傷的回憶。這些都是制約的實例。所謂制約就是在我們與世界互動時，大腦學會如何反應的一種強大且不可或缺的方式。

近年來，我們通常把制約稱為「觸發點」（trigger），或者說「被觸動」（be triggered）。這些說法本身並沒有問題，但我在意的是：大家始終在負面語境下解讀制約，往往把它們與過往的創傷連結。我可以同理這些理解方式，畢竟負面的觸發點確實令人不悅，有時甚至會引發劇烈的焦慮和恐慌發作。然而，若我們僅從負面角度看待就很容易忽略：觸發或制約反應很正常，每個人都有，它在我們與世界互動時，扮演重要的角色。假如你有觸發點，請保持自信：這完全正常！我也擔心這個詞帶來的感受。它讓人聯想到槍械和爆炸，或是可能被觸動的陷阱門，強化了隨時可能發生可怕事情的緊張氛圍。某種程度上，這的確形容得很貼切，因為當我們感到焦慮時，就會有這種感受，但我們是否需要使用一個本身就讓人不安的詞來描述既存的感受呢？因此，我將在本章的其他內容使用更中性的語詞「制約」來描述大腦與情緒的自然連結。

在我們回到真正重要的內容、探究制約對於現實生活有什麼意義之前，我們有必要先了解制約的相關理論。首先，讓我們先看看心理學領域的三個概念：非制約反應（unconditioned responses）、古典制約和操作制約。

非制約反應

制約，說穿了就是我們如何學會對環境做出反應，但我們的反應並非全是後天學來的，畢竟還有許多制約反應早就內建在我們的身體，是與生俱來的。這些不需要學習、本能的反應就是非制約反應。最明顯的例子是我們對疼痛的反應。感到疼痛時，我們會迅速縮手，這是因為身體有大量精密的疼痛感應接受器，會盡快對潛在威脅或傷害做出回應，保護我們的安全。其他非制約反應包括：當我們開始吃東西，甚至只是看到或聞到食物時，會分泌唾液和胃液；我們覺得冷時，身體會發抖，以及感覺熱時會出汗。還有一些更微妙的非制約反應，例如我們會對某些特定氣味感到愉快或心生厭惡，也會本能的以微笑回應別人的微笑，這種現象可以在八週的嬰兒身上見到。當然某些非制約反應可能因為後天經驗而改變。例如，缺乏人際互動的嬰兒可能會漸漸失去微笑反應，甚至有些人可以透過訓練來忍痛。此外，我們可能有與生俱來的基因變異。有人對某些刺鼻味無感，因為他們天生缺乏辨識這種氣味的基因。我們也知道，人類解讀臉部表情的能力不同，並且可能是先天的。例如，有些自閉症（autism）患者在看懂人的表情上特別感到困難。無論如何，非制約反應的特色是：刺激（比如美食的氣味）和反應（在這種情況下，是唾液的分泌）之間存在著自然的連結，儘管這可從後天學習影響，卻是與生俱來的。

制約反應

與非制約反應不同，制約反應是後天學習而來的。它是一種刺激與一種非本能反應之間發展出關聯，而且這樣的關聯性往往是經由個體經驗、以特有的方式發生。制約反應有兩種形式：古典制約（classical conditioning）和操作制約（operant conditioning）。

古典制約

談到古典制約，我們就不得不提起十九世紀的俄羅斯生理學家、諾貝爾獎得主伊凡・巴夫洛夫（Ivan Pavlov），以及他家喻戶曉的鈴聲和狗的相關實驗。巴夫洛夫知道狗看到和聞到食物時會分泌唾液，因此想弄清楚是否能夠用跟食物無關的其他刺激來「制約」狗流口水。為了驗證這個想法，巴夫洛夫在餵狗前總是先搖鈴，藉此建立狗糧和鈴聲之間的關聯。經過一段時間之後，兩者之間的連結已經建立得十分穩固，狗只要一聽到鈴聲就會開始分泌唾液，不管事後有沒有被餵食。這個實驗結果令人印象深刻。因為分泌唾液原本是完全無意識的反射動作，而在這裡狗的原始本能卻正在學習新的連結方式。

古典制約的關鍵在於：這種反應是不由自主的。狗聽到鈴聲而分泌唾液，並非出於意識的選擇，而是經由潛意識的路徑所發展而成。當然人類的行為顯然比狗更加複雜，然而正如我先前描述的雨和黑夜的故事所顯示，我們同樣也擁有原始的神經系統機制，可以以類似的方式被制約。當一連串昔日的想法、感觸和情緒一瞬間湧進腦海時，並非出於我當時的任何選擇。它只是因為我先前所受的制約而發生。

操作制約

人類的學習和行為相當複雜，所以我們幾乎不會對古典制約只是人類學習和產生制約反應的方式之一感到驚訝。而操作制約是指我們已經發展出的學習行為，這種行為已經深植於我們的習慣中，但我們仍具有自主選擇的能力。操作制約的關鍵是：我們的行動往往會產生後果，而這些後果會強化或減弱我們下回面臨相同處境時的情緒反應與行為傾向。

美國心理學及行為學家B.F.史金納（B.F. Skinner）

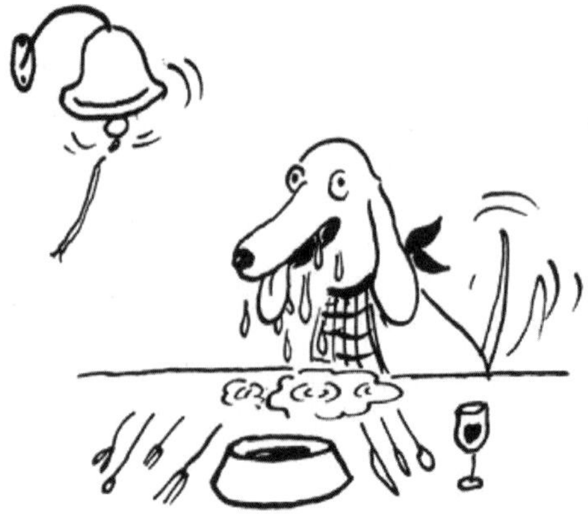

於一九三〇年代完成操作制約研究的奠基工作。他當時做了許多古典心理學實驗，其中包括探究老鼠穿梭迷宮的行為，觀察牠們如何通過反覆試驗（嘗試錯誤），摸索出最快的路線，以及學會按下哪些槓桿可獲得獎勵。這種行為學習模式，在人類身上也很常見。例如，假如孩子每次想到廚房幫忙，父親都很感謝，他因此覺得自己很棒、很有價值，久而久之孩子會愈來愈主動在廚房幫忙。孩子對於烹飪的正向、積極情感將會被加強，促使他把更多時間投注於廚房。相反地，如果父親不斷批評他做得不好，並且一再挖苦他笨手笨腳，那麼只會加深他感受到的負面情緒和感受，他會開始逃避，只要父親在廚房就不願意靠近。

制約是捷徑

理解制約在我們生命中的角色，最關鍵的一點是：制約本身既不是好也並非壞。它無處不在，並且以實用且重要的心理捷徑發揮作用，於是我們不必每回面對熟悉的刺激時，都要再次從頭學起。舉例來說，嬰兒會記住母親的氣味。這種辨識能力並非天生，因為每個人身上都有獨特的氣味。嬰兒學會把氣味與獨一無二的母親連結起來，並且把這種氣味連結到溫暖、舒適和安全。很快地，光是母親散發的氣味就有助於安撫嬰兒；不需有意識的思考這種氣味的意義或為什麼氣味讓自己安心；那些舒適的情緒會伴隨氣味自然而來。我們也能在成年人身上見到這種模式：某款品牌的香水會讓人立刻想起某個人；擦亮皮革的氣味，可能將你帶回到祖父的工作坊。

這些來自視覺、聽覺、嗅覺、味覺或觸覺的感官刺激，會以這種方式和我們過往的經驗與情緒緊密連結。於是，當某個刺激出現時，我們的潛意識會立刻調動「情緒典藏資料庫」：這是好還是壞？安全還是危險？令人興奮還是令人害怕？這樣的回應速度非常快，通常是在意識層次底下的活動。這時我們往往覺得，自己身體的反應好快，腦袋還來不及反應。這種反應速度至關重要，因為攸關我們的生死存亡。這在非制約的反應最為明顯，比如疼痛會刺激我們立刻縮手，而且這種反應必須快如閃電，以減少我們受傷。假如我們每次都得等大腦想清楚才閃開疼痛，恐怕早就受傷了！

制約反應與非制約反應共用相同的反應途徑，因此通常也能達到同樣的速度。正如我先前提到的，開門準備出去倒垃圾時，記憶瞬間被雨聲和暗夜的記憶所牽動，那一刻的情緒反應快得讓我措手不及。在日常生活中，或許我們不會注意到制約反應為什麼需要如此迅速運作。但就我看來，這些情緒捷徑可能在生活的流暢程度上扮演重要角色，我們因此不必一再重新學習第一性原理，而能夠信任自身的直覺。

而且，我認為可能是無意識的制約反應，使我們的多數功能經常處於「自動駕馭」

（autopilot）狀態，這樣就可以專注於真正想要思考的事情。此外，我們不難想像制約反應有助於生存。例如，對花生嚴重過敏的人可能因為過去可怕的經驗，以至於厭惡花生的氣味。一聞到花生味就會立刻做出強烈的反應，也或許正是這樣的本能反應，可防止他不小心吃下抹上沙嗲醬的烤雞肉串而危及性命。總體而言，當事關生死存亡時，身體寧願給我們一百次假警報，也不願我們漏掉一次致命威脅。無論如何，當我們談到焦慮時，我們必須正視這類假警報，因為它會對我們的生活造成莫大的衝擊。

當制約成為牢籠

比莉的故事是很典型的案例，說明了某一次令人沮喪的事件，如何引發制約反應，最終演變成主宰生活的情緒模式。讓我們聽她細說從頭。

比莉的故事——一切的開始

• • • • • • •

直到大約十年前，我一直很享受坐飛機旅行，且視之為刺激又令人興奮的冒險。

然而，在某次獨自搭機出遊時，我在登機前吃了一個漢堡。當我走上空橋準備登機時，突然開始噁心想吐、身體發抖。客機起飛後沒多久，我急忙衝到廁所，接著幾乎整趟航程都在裡面度過，不斷拉肚子、嘔吐、汗如雨下、呼吸急促、手腳刺痛難耐。我只想趕快下飛機，想呼吸新鮮空氣、想有開闊的空間和心愛的人陪伴。那時我真的覺得自己快死了，這種感覺一路持續到飛機著陸，我終於能下機。

在接下來十八個月裡，我時常恐慌發作，主要是被幽閉空間所引發：空氣不流通的封閉空間、與人靠太近的小房間、窗戶太小的旅館房間、獨自搭乘汽車或火車旅行，都可能發作。因此，我會盡可能避免這些情境，並且隨身攜帶一個棕色紙袋，幫助自己穩定呼吸。每當面對新活動登場前，焦慮感就會排山倒海般湧來。我必須在腦中演練每一種可能的情況。那段時期，我頻頻祈求上天「請幫助我」，因為我幾乎無法控制自己的情緒。

．．．．．．．

那個不乾淨的漢堡或許是比莉各項問題的起因，但從她描述的內容看來，那次事件是恐慌發作。而在這之後，她開始出現制約反應：只要面臨類似處境，就會再度引發同樣的感覺，喚醒她第一次恐慌發作的記憶。雖然制約機制對保護我們避開危險非常重要，而且能夠幫助我們順利思考和運作，以有用的方式調動深藏的記憶，但毋庸置疑，制約也可能造成問題叢生。如同比莉的故事所述，當每個刺激連結的是極端驚恐的情緒時，我們將發現，未來一旦再次遇到相似的情境，驚恐的情緒可能再次被啟動，因為恐慌會開始發作。

正如比莉的案例，類似的恐慌發作是日積月累形成的，這一開始通常源於一起讓人懼怕或造成創傷的事件。我在診療室裡遇到恐慌發作的病人，有時他們是因為首次發作而來，這時我們就可以釐清到底發生了什麼事。但更常見的情形是，恐慌極少發作而患者卻已經習慣了，甚至說得雲淡風清：「我就是沒辦法搭飛機」，就像說「我有紅頭髮」或「我不喜歡米布丁」一樣自然。因為避免搭飛機輕而易舉（我們將在第4章進一步探討逃避在焦慮中的角色），所以可以將恐慌控制在某種程度，不至於頻繁發作。但一旦範圍擴大，變成無法搭火車、不能開長途車。這時病人才會來找我求助，因為生活已經被嚴重干擾，畢竟他們不知道該怎麼辦。我會詢問患者首次恐慌發作的情況，比如說，「那時發生了什麼？告訴我所有的事情」「在你感到恐慌之前，發生了什麼？」「接著又發生了什麼？」這些問題往往能揭示制約如何開始：了解這個原本喜歡旅行的人是怎麼發生第一次恐慌。一旦我們找出連結，就可以著手討論如何解開它與恐慌之間的關聯。

去制約

關於制約，最關鍵的是明白它並非牢不可破。就像人可以學會一種制約反應，也能夠解除它，這就是去制約（deconditioning），有時也稱為學習或制約的消弱（extinction）。如果我們想讓恐懼消失，這或許是有用的術語，不過對我來說，使用這個詞彙來談論焦慮，會讓我有點坐立難安！

去制約牽涉到使某個刺激與制約反應之間的關聯逐漸淡化。這個理論最早是由巴夫洛夫在狗的實驗中發現的。他透過制約讓狗聽到鈴聲就分泌唾液之後，接著改變實驗方式，把搖鈴和餵食的時間分開，讓兩者之間不再有關聯，而隨著時間過去，狗逐漸不再因聽到鈴聲就流口水。這就是去制約的重點，儘管制約反應可以逐步發展或被驟然發生的單一事件所觸發，但是去制約往往是隨著關聯逐步減弱，循序漸進而達成。

在實踐上，這意味著弱化恐慌力量的方法是，按部就班讓自己去面對感到恐慌的情境。這種想法也許會讓人覺得害怕，我們將在第12章更深入討論。不過現在只要記住：這種情緒連結是可以變弱的，甚至可以完全破除的。到最後，恐慌可能會逐漸遠離，甚至徹底從你的生活中消失。接下來，讓我們回到比莉的故事，看看她如何解決問題。

比莉的故事——覺察和康復

十八個月之後，我試圖弄清楚自己遭遇了什麼。我不是真的害怕死亡，那為什麼眼前的我竟然生活在恐懼和焦慮裡？

在吃下那個漢堡之前，我身心無恙，所以顯然問題是出在那個漢堡——也許是食物中毒？在正常情況下，我應該可以在一個舒適的地方慢慢調養，同時有家人在旁照顧和安慰。但當時我人在飛機上，這反倒有助於我理解機上事件發生的過程。噁心的感覺引發了幽閉恐懼，加上身心疲憊導致恐慌發作和我對死亡的恐懼。

從那之後，我開始比較能夠理智且有效地思索自己的情況。每回感到焦慮時，我會提醒自己：是因為吃了漢堡之後感到不適，結果造成恐慌發作。我不是怕死，只是被那次經驗影響了。我不再一直逃避讓自己害怕的情境，而是發展工具在焦慮來襲時照顧自己，並且慢慢再次面對這些情況。我開始獨自開車和乘坐火車去更遠的地方旅行。我也找朋友共度週末。兩年後，我終於又能夠與家人一同搭飛機旅行。儘管不時會浮現一些學來的無益行為，使我意識到焦慮和恐慌的存在，但我選擇忽略它們，不讓它們控制我的生活。

我至少花了五年才完全克服難關，但現在我已經能夠一個人搭飛機旅遊了！

• • • • • • • •

比莉的故事並不罕見，而且帶給我們希望，去看見當她真正理解了發生在自己身上的事情，就能夠扭轉局面。了解焦慮的本質，和焦慮為何一點也不愚蠢或可笑，是我們下一章要深入探討的主題。

第3章 焦慮從來不愚蠢或荒謬 只是有時我們會這麼想

我們已經知道，焦慮是重要的保護機制，能幫助我們避開麻煩。而制約反應有助於我們體會應當害怕和不該害怕什麼，這樣我們就能在需要時快速反應。但焦慮最令人感到困惑的地方之一是：我們會對一些看起來完全無害，甚至顯得荒謬的事物，感到焦慮。

恐懼症（phobia）是最明顯的例子。以最典型的蜘蛛恐懼症（arachnophobia）為例，在英國（UK）理論上沒有理由害怕蜘蛛。雖然在英國有些蜘蛛有劇毒，但口器太小，無法穿透人類皮膚，所以對人毫無威脅。即使是少數咬人會造成不適的假寡婦蜘蛛（false widow spider）也稱不上危險。那麼，為何許多英國人一看到蜘蛛，反應卻這麼激烈呢？

蜘蛛引起恐懼的可能原因很多。畢竟，在地球上某些地方，被蜘蛛咬傷可能造成極大的危險，甚至會喪命。在澳洲（Australia）大約有四千種蜘蛛，其中不少是真正危險的品種，因此在那樣的環境下，對蜘蛛保持警覺、甚至覺得恐懼是有利於生存的。因此，有人認為對蜘蛛的恐懼是基於演化而來的本能。也許是進化使我們害怕蜘蛛？我們對可能會傷害自己的事物，內建厭惡感有其道理；這就是心理分析學家卡爾．榮格（Carl Jung）所描述的「集體潛意識」（collective unconscious），當中可能包括怕蜘蛛。但有趣的是，就連在蜘蛛實際威脅性較高的澳洲，患有蛛蜘恐懼症的人口比例與世界其他地區差不多，都占人口五％左右。而且多數人根本對蜘蛛無感，甚至有人非常喜愛蜘蛛！這種恐懼症並不像看到火災或發生地震般，會讓我們心生恐懼，所以即便有與生俱來的蜘蛛恐懼基因的影響非常有限。

更進一步來說，即使我們潛意識上害怕蜘蛛且因此對我們有益處，那又該如何解釋更奇特的恐懼症呢？比如害怕棉花、鈕扣或香蕉？這些恐懼症都確實存在，雖然並不常見，但當事人面對特定恐懼對象所經歷的驚慌與痛苦，跟懼怕蜘蛛的人，甚至我童年時對狗的極度恐懼，都是完全相同的。

恐犬症——我的故事

恐犬症（cynophobia）是指對狗極度的畏懼。我不記得自己童年時有任何時刻不怕狗，但當時我完全不認為自己的反應有任何極端的地方——因為狗就是很可怕！

我覺得世界上最可怕的狗是阿爾薩斯狼狗（Alsatian），或稱德國牧羊犬

（German Shepherd）。在我心中，這種狗天生就是兇猛的代表，畢竟牠們常被當成警犬和警衛犬！我實在有理由害怕！只要看到「內有惡犬」（beware of the dog）的警示標示，我腦中總會立刻浮現齜牙咧嘴的阿爾薩斯狼狗的畫面，更會因此不寒而慄。

然而，我的恐懼遠遠超過那些真正可能傷害我的狗所引發的合理反應。不管那隻狗是大是小，是兇猛還是可愛，只要是狗都會讓我大驚小怪，逼得父母只能把我們帶離現場，我愛狗的姊姊因此根本沒有任何機會可以跟狗打招呼。有一次，我們的幼兒園老師把媽媽叫到一旁，詢問為什麼我和姊姊老是上學遲到；結果發現是因為我始終堅持繞遠路，只為了避開傳出狗叫聲的人家。（我們那時居然自己走路上

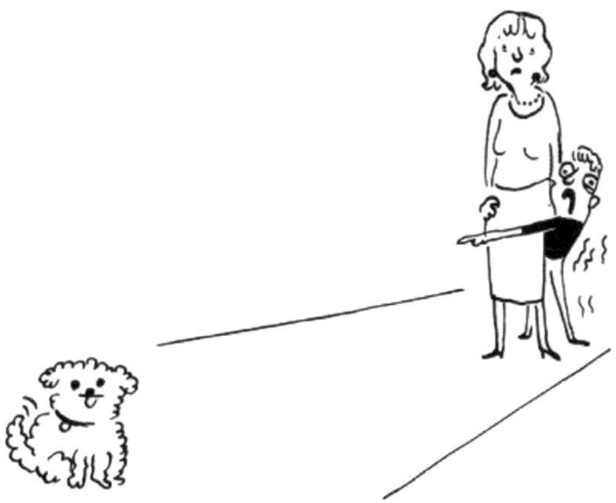

幼兒園，真難以置信，但那是另一回事！）此外，我放棄送報工作，因為只要每次要投遞到有養狗的訂戶，壓力就大得受不了。

我的恐懼程度有光譜：從面對大型犬這種有理由的理性警戒，到碰到明明不會傷人的小狗所出現的完全不理性的恐慌反應。那段時期，我記憶最深刻的並非狗的模樣本身，而是每當狗出現在我附近時，我總會變得口乾舌燥、心跳加速和手心冒汗。

・・・・・・・・

字典裡對恐懼症的定義是，「對某種事物的極端或非理性的恐懼或憎惡」。「非理性」（irrational）這一詞，早就被寫進我們對於恐懼症的基本認知裡，也的確是許多人對自身恐懼症的感受，然而這符合公平正義嗎？受恐懼影響的人被貼上非理性的標籤是否公平？《衛報》（*The Guardian*）的專欄作家克里斯・霍爾（Chris Hall）曾在二〇一九年寫了一篇文章，十分坦率地描述他對棉花的恐懼：

只要我在場，家人就會把棉花（cotton wool）簡稱為CW。他們這樣做是為了照顧我的奇特恐懼症，因為我甚至連聽到「棉花」這個字眼都無法忍受，更不用說真的接觸到它了。那會讓我心跳加速，不停地吞口水，手臂和脖子的寒毛直豎，全身起雞皮疙瘩、腳趾蜷縮、雙手握拳。光是想像它在手指間滑動的異樣觸感和它發出的嘎吱聲，我就非常不舒服。雖然我學會不在恐懼時尖叫，但內心卻翻騰不已。❷

棉花不可能是危險物品，對吧？怕棉花一定不理性！但這不是正確的思考方式。我們必須自問：假如棉花讓我產生那種反應，那麼怕它不就是非常合情合理嗎？恐慌發作是可怕，而且令人難受的經驗，所以如果某樣看似無害的事物會誘發你恐慌發作，那麼對你來說，它就是全新的危險事物。它對你有害無益，並不是因為它本身危險，而是因為它會觸動一連串極度不適的心理與生理反應。它變得對你有害，因此怕它**完全合理**。人們的恐懼不是針對某個具體害怕的事物本身，而是因為只要與它有任何接觸、聯想或靠近的可能，就會引發我們內在那種強烈的恐懼感；我們變成對恐懼本身提心吊膽。

這解釋了為什麼霍爾即使只是想到棉花，甚至光是聽到棉花這個詞，都會引發他的恐懼反應，因為當我們被制約而對某些事物產生恐懼時，那種恐懼可以被各種感官觸發——看見、聽到、摸到、嗅聞、觸摸和品嚐——即使光是想像都能夠啟動焦慮和恐慌的迴路。當然，反應的強度有滑動尺度，霍爾在文章中有所描述，而即使只是尺度上「最輕微」程度的反應，也讓他的家人乾脆避免在他面前提到「棉花」兩字。

雖然恐懼症是最明顯的焦慮表現，但這種合理、但被誤解為不合理的模式，也同樣適用於其他類型的焦慮。以社交焦慮（social anxiety）為例，如果出門見人讓你備感壓力、焦慮，那麼怕聚會不是合乎情理嗎？人們可能會試著安慰你：一切都好；到場的都是你朋友；他們希望你到場；大家都對你很好。但問題是，這些安慰都沒辦法消除你內心的恐懼，因為你知道自己會害怕。出門不再是享樂，而變成與恐懼共處。

或者，以健康焦慮（health anxiety）為例。如果你覺得胸部有症狀，就會擔心心臟是否出現嚴重問題，那麼你害怕那些症狀不是再合理不過嗎？醫生可能會安慰你：檢查都正常，別擔心。聽到這句話也許當下有幫助，但當你下一次胸口又痛時，同樣的恐懼又會席捲而來。健康焦慮是特別的挑戰，因為它同時涉及情緒反應和生理症狀，這值得我們以一整章的篇幅說明。我們將在第7章充分討論。

不論每個人的恐懼背後成因多麼與眾不同，我們都需要一種新語言來描述害怕的原因並改變非理性的涵義。我們描述醫學問題的術語，大多出自醫學領域，由好心的醫師所命名，但是他們往往從未詢問過真正活在這些情緒裡的人們。如果能組成一個恐懼症患者組成的焦點團體，來討論字典裡將他們的恐懼定義為不理性這件事，應該會非常有趣。我猜焦點團體的結論很可能會是：字典的定義既不正確，也沒有幫助。

廣泛性焦慮症的情況是相同的

醫師使用廣泛性焦慮症（generalized anxiety disorder, GAD）的術語來描述當一個人在普遍情境，而不是針對某些特定情境，如恐懼症或社交恐懼症等感到焦慮，然而實際上這只是同一件事的延伸。與其說廣泛性焦慮症是單一刺激與焦慮之間單純而直接的關聯，倒不如說制約反應更像是各種習得的聯想與行為所形成的網絡，最終導致我們產生習慣性的擔憂和焦慮的傾向。某些特定的情況，像外出、社交或成為眾人目光的焦點，可能會讓焦慮感加劇，但多數時候，焦慮往往就像一股低聲運作的背景噪音始終存在。有時並沒有明顯的原因能夠解釋，為什麼某人會受到這種形式的焦慮所困擾；或許廣泛性焦慮與遺傳基因有關，也可能和過去的創傷及內心掙扎有關。與治療師一起剖析廣泛性焦慮的潛在原因可能很重要，而我們此時此刻對焦慮的理解仍然是相同的：當某些情境讓你感到焦慮時，那麼無論那是什麼，害怕它們是自然而然且合乎邏輯的。

恐慌是假警報

一旦我們理解：對看似微不足道的事物感到害怕，完全合情合理，我們也就開始了解，恐慌就像錯誤觸發的警報。這是制約機制的失靈：心靈的大紅色恐慌按鈕被我們尋常不會懼怕的東西所觸發了。這可能是演化上的小巧安排，當真正的威脅出現時，及時啟動警報系統至關重要，而為了確保這一點，我們必須容許多幾次誤觸的假警報和為此付出的小代價。問題是，現在世界中充滿各式各樣的刺激，我們因此對假警報應接不暇，以至於誤觸警報的頻率變得更高。過往人們不怕誤觸棉花、疫苗、飛行或電話所啟動的假警報沒，因為它們根本還不存在。所以，我們不該對現代發生的錯誤警報產生的恐慌感到驚訝。只要我們能認清它們是假警報，我們就能學會如何斷開這個警報系統。只是，在那之前，我們必須先看看自己通常怎麼做，而這往往是讓問題惡化的根源。這個問題非常重要，我們將在接下來三個章節裡深入探討。

第4章

迴避合情合理
誰會主動做感到害怕的事呢？

我實在不太喜歡走路時，踩到樂高積木。當孩子還小，我每次踩到，總是一邊抱著受傷的那隻腳，另一隻腳跳來跳去的，努力忍著不罵人的同時，腦中迅速閃過一堆念頭：「怎麼這麼小的東西能夠那麼痛？」「我怎麼**又**踩到樂高積木了？」「誰把它丟在地上的？」

所以，在那段客廳地板經常鋪滿樂高積木的歲月裡，我盡可能想辦法避免踩到它。這麼做合情合理：因為踩到積木讓我痛，我**可以**選擇避開，我當然不想重蹈覆轍。我小時玩完樂高後，會不遺餘力地確保收拾好所有的樂高積木；現在也鼓勵孩子養成同樣的習慣。我光著腳走在客廳時，還會特別留意是否還有掉在地上的積木。可是我媽更狠，小時她威脅我們：每撿到一塊沒收拾好的積木，就罰我十便士。

迴避痛苦很合理。因為焦慮與疼痛有點相似，而且焦慮可能比身體的疼痛，更讓人難以忍受。所以如果某件事讓我們焦慮，我們想逃避它是天經地義。我們甚至不需要深思熟慮才去做，因為本能就會讓我們這麼做了，而制約的強效、快速反應機制有明確目的，就是希望幫助我們迅速避開危險。我們本能的逃跑行動，往往在有時間慢慢想清楚之前就已經發生了。

多數時候，逃避是一種非常有用且重要的策略。我這輩子從沒走在高速公路中央，我成功避免了這件事。確實，光是想像走在高速公路上就會讓我焦慮，這樣的逃避行為不但讓我保持安全，也保護了自己。更重要的是，這個逃避策略並未對我的生活造成任何不便。然而，假如我逃避的行為，不是在高速公路**行走**，而是**開車**上高速公路的話，又會變成怎麼樣呢？就如同我剛才有點搞笑的例子，我確實避開了上高速公路時會產生的焦慮，也同時避免了在高速公路上發生車禍這種無可否認的風險。但關鍵差異在於：我的人生卻因此被限制了。這種限制有多嚴重，取決於我多喜歡或需要旅遊，以及高速公路在我想完成的旅途上占有多重要的地位，但可以確定的是：無法開上高速公路多少帶來不便。也許我只需要在自己開車時，避開高速公路就好（又或者，只有我**親自開車**時，才可以避開！），但不論是哪一種情況，終究還是限制了我旅行的自由。

事實上，只要我害怕開車上高速公路，那麼能夠完全避免恐懼感的唯一方式，就是：避開高速公路。所以，我會選擇這麼做，完全說得通。也許繞小路才能抵達目的地，會讓我的旅程變得漫長。這確實會**增加**發生事故的風險，畢竟在小路上出車禍的風險遠高於在高速公路上出事。然而，我這麼做並不是想要避開車禍風險，而是想逃避我對高速公路的恐懼感。

此外，避免做「令人焦慮」的事物與避開「不感興趣」的事物之間，只有一線之隔。我避免打高爾夫球，主要是因為缺乏興趣（對不起了，愛打高爾夫球的讀者！）。事實上，我不常獲邀打球，而且即使有人邀約，我相信自己一定會婉拒。這純粹只是因為我覺得打高爾夫球有點無聊嗎？沒錯，多半如此，但我也知道打球會讓我感到有些壓力。打高爾夫球時，我將進入全新的世界，裡面有自成一格的語言、規則和慣例。我會不會因為打太慢，而惹惱後面的球友？假如我不小心弄壞果嶺，怎麼辦？我的穿著是否合宜？毫無疑問，這些壓力帶來的焦慮，確實讓我卻步，不過我不打高爾夫球的主因是，我總有其他更想做的事。

是迴避，還是只是單純選擇不做？

人生是選擇的加總。我們不能什麼事都做，於是自然選擇做某些事和不做其他事。但問題來了，我們怎麼知道，選擇不做某些事純粹是由於自己不感興趣，還是因為我們發現這些事本質上令人不舒服，或是其實我們是在避免做這件事引發的焦慮？以打高爾夫球為例，我確定主因是興致缺缺；然而我選擇不做其他事情的原因，更多是出於避免焦慮。以表演來說，我確實喜愛某些形式的演出，例如演講或團體教學。雖然我可能事前多少有點緊張，但站上台的興奮感能提振我的士氣，所以我會盡可能把握這種表演機會。然而，請別邀我上台演戲或唱歌！

從多方面來看，我排斥演戲或唱歌或許讓人覺得有點古怪（我的歌喉不佳，因此這比較容易理解）。我喜好高度互動和即興的教學方式，很多時候採用角色扮演，讓大家模擬病人，練習溝通技巧。角色扮演是一種表演，而多數醫師痛恨這種方式，但我真心喜歡！我已經在講台上，向眾多聽眾發表過多場演說，而且聽眾愈多，我就更加活力充沛。照理說，我應該也熱愛站上舞台演戲才對，然而光想像就讓我心生畏懼！我知道舞台表演的所有經驗都會使自己極度不自在，因此避免嘗試。我寧願把時間投注於其他事情上，我很滿意自己沒當演員，不過我知道自己對演戲裹足不前的真正原因不是缺乏時間或興趣，而是因為演戲本身會引發我的焦慮。為什麼我對演戲和演說的反應差異那麼大？演戲本質上並不比演講更令人害怕吧？我有些同事對上台講課感到恐懼，卻喜愛業餘的戲劇表演。我確信，部分原因源自我們過往的經驗。我從成功的教學經驗獲得極大的成就感，但也能憶起昔日被說服上台演戲時那種強烈的侷促不安。而且，我從未挑戰過自己對演戲的抗拒，總是甘於不參與，所以我從來沒機會發現：也許自己能克服對演戲的焦慮，甚至愛上它。

我們也應該理解另一件同樣重要的事。有些事情我們之所以迴避，是因為它本質上確實讓人感到不舒服。這一點對任何人都可能成立，而對於神經多樣性（neurodivergent）族群來說，了解此事格外重要。以我自己玩雲霄飛車經驗為例。事實上，我非常享受玩雲霄飛車帶來的驚險刺激，它不會使我焦躁不安。然而，若遊樂設施的轉彎和翻轉太多，我也會無法忍受，甚至會持續不舒服數個小時。那麼，對我來說，避開特定的雲霄飛車是明智的選擇！

對神經多樣性的人來說，這是尤其必須考慮的重要議題，因為感官超載，或者必須在大量社交互動中解讀各種線索，必然非常耗神且十分難以應付。當然，神經多樣性族群同樣也可能陷入焦慮，也需要去關切他們為什麼要避開某些事情，甚至可以考慮用不同的方式去面對（比如說，戴耳機來應對噪音），但重要的是認清在這種情況下，應該以不同的角度來理解與對待逃避。

強化逃避行為

我們選擇避開某些事物，往往不是一次性的決定。因為焦慮而逃避的多數情況，通常是反覆出現的。如果我們有社交焦慮，那也許是每天都會遇到的情況；如果我們是害怕打針或擔心蜘蛛跑進房間裡，可能只在特定時候才發生。但無論如何，每一次的逃避行為，都在不斷加強我們未來也需要避開它的念頭，甚至可能讓逃避行為蔓延到生活的其他領域。讓我們看看例子，了解逃避強化如何發生。

一系列看似合理的邏輯跳躍

第一跳

蘇拉希從來不喜歡青蛙。牠們不自然、滑黏黏的皮膚，突出的大眼睛，以及突然跳躍的不可預期性，讓她感到反胃、心跳加速、寒毛直豎。所以，她總是主動向朋友瑞貝卡提議約在她家見面比較好，以避開瑞貝卡家的池塘。

第二跳

有時她們會約到公園會面，但不是那種有湖泊的公園。蘇拉希不再去那類公園了，自從**那個事件**之後！她厭惡想起那個畫面；瑞貝卡說青蛙沒那麼靠近她，但蘇拉希堅持青蛙跳到了瑞貝卡的腳上！不，有湖泊的公園就是不行。蘇拉希總是事先仔細查看，要是她們約在公園見面，谷歌地圖會顯示河川和湖泊，這不是幫助很大嗎？

第三跳

其實還是約在室內見面最保險。把落地窗打開，客廳便如室外般舒適，而且不用擔心要塗防曬乳。瑞貝卡似乎也不介意。蘇拉希沒有意識到她們究竟離水域多遠了，池塘就在**她家**的花園裡！她甚至以為附近沒有任何水池。現今她真的很少去自家花園了。不過，照料花園一直是她先生艾許的工作。

第四跳

瑞貝卡覺得蘇拉希家擺的板子相當古怪，不過禮貌地沒有多說什麼。蘇拉希家人都稱這個板子為「防蛙

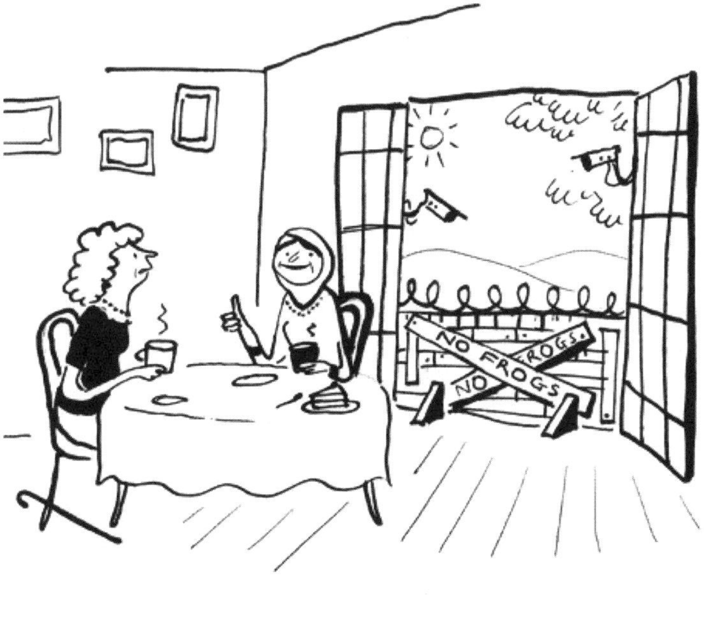

板」，這個點子很棒啊！這表示落地窗能敞開，而且不必擔心青蛙跳進來！蘇拉希對自己這個主意很滿意，因為關上門的話客廳會變得悶熱。

．．．．．．．

就像許多人開始逃避某件事情一樣，蘇拉希的逃避行為也隨著時間推移，一步步演變而來。這些步驟往往發生得非常緩慢，以至於連我們都沒察覺；就好像每一步都變得正常之後，我們才走到下一步。對蘇拉希來說，諷刺的是，我們就像那隻傳說故事中的青蛙，當鍋裡的水慢慢煮沸時，牠卻沒有跳出來逃生！當蘇拉希在家中使用防蛙板的階段時，她迴避青蛙的行為已經變得相當奇怪，並且對她的生活構成很大的限制，但是她和家人已經把它視為稀鬆平常的正常事了。

確認偏誤與迴避

我們每個人都有確認偏誤（confirmation bias）的傾向，而且它在強化我們的信念和恐懼上發揮著重要作用。確認偏誤是指：當新資訊符合我們過往抱持的信念時，我們傾向接受；若相悖時，則我們較容易忽視或否定。

舉一個確認偏誤的簡單例子，我相信園藝有助心理健康。因此我曾數季大舉投入資源推廣這個信念：我推薦病人投入園藝活動；園藝也是我喜愛保持身心健康的主要方式之一；並且成為家醫科診所附近社區幸福花園的受託管理人。結果，當我讀到像國王基金會（King's Fund）發表的園藝活動對健康有益的相關報告時，我自然會特別關注園藝有益身心健康的所有內容。報告中指出沒有證據顯示園藝有助於健康的任何內容，我很可能會跳過不看。如果我讀到一篇論文主張園藝對健康**有害**，我可能會找個好理由來否定整篇文章。（我都可以想像自己會這麼說：「嗯，雖然這篇文章說園丁更容易受背痛所苦，但背痛是一般人常見的問題，或許園丁無論如何都可能出現背痛？而且，想想園藝的好處，至少這讓人們樂意走到戶外！」）

確認我們深層信念的傾向，也會強化我們的恐懼。假如我們對搭火車旅行感到焦慮，將會傾向於注意**每一則**火車事故新聞，並且忽視坐火車旅行遠比開車旅行安全的相關證據。即使我們原本害怕搭火車的原因與事故無關，而完全是因為旅途中無法順利上廁所的問題，但是當我們聽到火車事故的消息時，與火車相關的恐懼**感受**仍會被強化，進一步使我們**相信**應當避免搭乘火車。

確認偏誤不僅會影響我們如何詮釋外部資訊，也會引發內在的回饋循環，進一步鞏固我們逃避的本能。我們愈是逃避某件事，就愈缺乏練習它的機會，也就愈相信自己做不到。我們用一個和心理健康無關的例子來說明。

班和傑瑞學鋼琴

• • • • • • • •

讓我們想像班和傑瑞停止做冰淇淋（沒事的，他們有足夠的庫存；我們不愁沒冰吃！），並且決定去學鋼琴。他們一開始學的時候，程度差不多，而且數個月後兩個人的琴藝依然平平，任何人聽過他們彈琴後都會說，兩人的程度差不多。

然而，班欠缺自信，而且對自己要求甚嚴。結果，班變得在彈奏時感到沮喪和失敗，以至於總是逃避練習。他並非完全不練琴，而是相信自己琴藝不佳，總是提不起勁練習。另一方面，傑瑞也知道自己彈得不怎麼樣，但依然持續練習。

一年過後，傑瑞的練琴量已經是班的兩倍。不出所料，傑瑞苦練有成，最後以優異的成績通過了升等考試，而班只能勉強合格。班一年來自認技不如人的偏誤認知變成確證的事實；如今他的琴藝確確實實不如傑瑞。

• • • • • • • •

班的這類經歷，每天都在焦慮的人身上重演。那些自認不擅長說話的人，在派對上會避免與人攀談，因而很少有機會練習。愈是迴避，他們便更加失去自信、不知道該說什麼，也就更進一步證實他們認為自己在派對上完全不行的偏誤想法。當然，這也是為什麼光是告訴別人你很棒往往沒有用。如果班彈鋼琴比不上傑瑞，而硬要說他們一樣好，只會讓班更加氣餒，畢竟考試成績就是鐵證。如果某人因焦慮而逃避參加派對，那麼說他可以成為派對的靈魂人物完全不現實。理解你的內在偏誤可能導致自己錯失練習的機會，可能有助於你看清造成自己面臨困難的過程。更重要的是，這可以幫助你體會：選擇練習做那些讓你焦慮的事，為什麼如此重要和有效，因為有助於減低對自己人生限制的焦慮。

因此，確認偏誤具有強化我們內心信念與情緒，進而驅動我們迴避本能的強大力量。我們永遠無法完全消除確認偏誤，但留意到它的存在，確實有助於限縮它的影響，尤其是當我們希望努力克服自己的恐懼時。

迴避作為一種策略

逃避是一種本能、理性，而且完全可以理解的應對焦慮策略。此外，在短期內它往往立即奏效。假如你想此時此地立刻避免焦慮，那麼逃避通常是最好的方法。然而，問題在於逃避策略極端缺乏遠見；它不關注未來，更有深層的缺陷，不能當成長期策略。這是下一章將探討的主題。

第5章 逃避如絲綢般捆綁我們 舒適到我們不知受縛

以逃避策略應對焦慮的最大問題在於，它實在太有成效！至少短期內如此。當下最有效、最能讓人感到安心的策略就是逃避。這使我想起一則史努比漫畫，其中總愛抱著安撫毯的小男孩奈勒斯（Linus）告訴查理・布朗（Charlie Brown）：「我不喜歡直接面對問題。我認為處理各式難題的最佳方法就是閃避。這是我堅信無疑的哲學觀：沒有任何問題是大到，或是複雜到讓人無法逃脫的！」[3]避開問題確實能使人寬心，但這就如同被柔軟、光滑的絲帶纏繞；絲滑的質感讓我們覺得無比舒適，但是我們被綁住了。

本書第1章引用了馬泰爾關於恐懼的傳神描述談及，在全面恐慌發作時，你整個身體彷彿棄你而去。

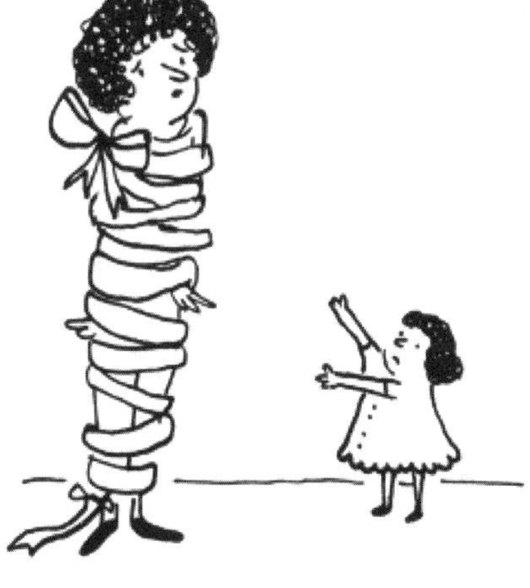

他還進一步說明我們自然而然、可理解、難以抗拒的本能反應，就是避免這種恐懼再次發生。無論如何，馬泰爾也警告我們逃避的風險：

此事難以言喻。因為恐懼，真正的恐懼，動搖你根本的恐懼，那種當你直接面對死亡時感受的恐懼，會像壞疽般潛藏在你的記憶裡：它會尋求損毀一切，甚至連用訴說它的言詞都不放過。所以，你必須努力表達。你理應全力以赴，用言語照亮它。因為，如果你不這麼做，假如你的恐懼變成避而不談、無聲的黑暗，甚至成功忘卻它了，那麼你會再次遭受恐懼的攻擊，因為你從未與打敗你的人正面對決。[4]

馬泰爾描述的是制約反應的強化。當我們陷入類似的焦慮時，會強化我們對導致恐懼事物的負面制約，因此下次遇到相同情境時，更可能覺得恐懼，這就是馬泰爾書裡「會像壞疽般潛藏在你的記憶裡」的意思。我們知道減弱或解除制約的方法是：再次經歷相同的情境，但沒有伴隨恐懼，或讓恐懼可控。如果我們記得第2章提到巴夫洛夫的狗實驗，牠們每回同時經歷聽到鈴響和獲得食物，就會強化食物和鈴聲之間的聯繫，也就強化了制約反應。只有當鈴聲響起的同時沒有餵食，制約才會開始減弱。當我們避開那些令自己焦慮的情況時，我們也同時**避開**

了改善的最佳機會。每次我們逃避恐懼，恐懼的力量就變得更強大，而且只要我們閃避，這種恐懼就會持續藏在內心深處，並且伺機而動。事實上，我們每回逃避時，都會想像如果沒有選擇這個安全、舒適的策略，可能會經歷什麼恐懼；這種想像甚至也會強化恐懼對我們的控制。

更重要的是，迴避行為可能成為習慣，進而蔓延到我們生活的其他領域。最初只是單純避著不參加辦公室派對，然後獨自吃午餐，接著避開人多時不去市中心，最後乾脆完全不去市中心等。隨著焦慮創造出愈來愈多的「禁區」，你的世界可能會變得愈來愈小，生活處處受限。有時這些情況是逐步發生的，幾乎讓人察覺不到；有時則是發生重大創傷事件或像新冠肺炎這樣的社會風暴，會帶來劇烈改變，造成你能做和不能做的事情產生巨大差異。

基本上，逃避是針對「此時此地」的應對策略，只對減輕當下的焦慮感興趣，對我們未來的幸福毫不在意。有時我們需要退一步，去檢視這樣的模式如何影響我們，以及看清迴避實際上釀成多少問題。

你在逃避什麼？

我時常問病人這個問題：「焦慮阻礙你做什麼？」以此詢問自己會非常有幫助，而且值得細思。我時常發現患者聽到這個問題時，需要停下來思索；通常，他們會離開診間並認真找出答案，然後再回來和我討論，這樣效果最好。你或許也想這麼做，先放下手上的書，花時間思考這個問題。一旦你辨識出自己因焦慮而逃避的生活領域，接著請想清楚以下兩個問題：

一、其他人對讓你焦慮的情境有什麼反應？

二、你在意自己逃避嗎？

我們將依序來考量這兩個問題。

其他人如何反應？

這不是最關鍵的問題，因為真正重要的是什麼對你有意義，而不是什麼對大多數人重要；但是問這個問題仍對我們有幫助。原因是，經常我們的某些行為可能早已不尋常，但自己卻已習以為常，以至於不會停下來和思考；在我們眼中，那些行為已經是**正常的**了。比較我們和其他人在特定情況下的反應，有助於我們重新衡量自己的做法。我們可以在不同程度的情況下，進行這種比較。舉例來說，如果我們要回到前一章，蘇拉希和她的青蛙恐懼症案例，可以這麼做。

表5.1：蘇拉希的青蛙恐懼症

蘇拉希的情況	其他人的可能反應	結論
蘇拉希怕青蛙。	多數人不怕青蛙，但也常見人們害怕或厭惡青蛙。蘇拉希害怕青蛙並非不尋常的反應。	蘇拉希厭惡青蛙並非不尋常的反應。
蘇拉希避免去朋友家，因為那裡的花園有池塘。	多數人喜愛水池，而且不少厭惡青蛙的人能在有池塘的花園裡坐賞美景，但也有一些人辦不到。	蘇拉希避開朋友家的花園非屬尋常，但也不是很罕見。
蘇拉希迴避任何有水池的公園。	多數人可以放心逛有池塘的公園，而且許多嫌惡青蛙的人也是如此，但某些人會避開有水池的公園，或至少遠離公園的池塘。	蘇拉希避開有水池的公園並非特例，但她去任何公園前必先查看谷歌地圖的做法或許非比尋常。
蘇拉希避免進到自家花園，因為她曾在那裡遇到一隻青蛙。	多數人非常樂意見到青蛙，而許多厭惡青蛙的人在花園遇上青蛙會心生不悅，但這不會使他們不再踏入自家花園。	蘇拉希無法走進自家花園十分不尋常，而且多數人會對此感到驚訝，並覺得這會對她的生活構成極大的限制。
蘇拉希不是讓客廳落地窗敞開，就是使用防蛙板來避免青蛙跳進屋裡。	多數人（即使是對青蛙反感的人）會認為蘇拉希的行為極不尋常，甚至從未想過青蛙可能跳進屋裡。	這是極不尋常的行為。

請一位了解你的人，幫忙思考你的某種恐懼反應會有所幫助，畢竟你可能已說服自己：這種反應並不奇怪，進而合理化自身的反應。蘇拉希的情況可說相對單純分析，因為是具體的特定恐懼；但如果是更複雜的恐懼症呢？像社交恐懼症（害怕在社交場合受人關注或審視）或廣場恐懼症（agoraphobia，害怕身陷可能無法逃脫的環境，這往往造成幾乎無法出門）？即便如此，我們仍然可以將各種可能發生的艱難狀況列成清單，按照程度排列，從最困難的排到最容易的，反之依然。在5.2表格中，我考慮了你可能就社交焦慮列出的事項，並把最困難的事情放在最上方。這些例子只是我想像的情境，也許完全不符合你的實際狀況，所以你需要填入真正讓你焦慮的情境，並依照你感覺到的**焦慮**來排序，而不是其他理由。例如，你可能不喜歡家庭聚會，但是在這個表格裡，重要的是：那種場合是否讓你感到焦慮，而不是你是否受不了某個討人厭的親戚！

當你填好表格最後一欄時，可能還想要考慮多數**和你相似**的人會怎麼做。比如說，如果你是一名職業音樂家，並且開始對演出感到焦慮，你可能想比對自己與其他職業音樂家的反應，因為非音樂家根本不會考慮參加管絃樂團的演出。或者，假如你是神經多樣性者，可以比較一下其他神經多樣性族群會如何反應。例如，有些神經多樣性族群對感官超載特別敏感，而這對神經典型的人來說可能根本不是問題。如果你易受感官超載影響，那麼最好和其他神經多樣性

表5.2：社交恐懼症

社交處境	你會怎麼做？	多數人怎麼做
上台表演／跳舞／唱歌		
參加多半是陌生人的派對		
出席熟人居多的派對		
會見一小群朋友		
在人山人海的時段購物		
於門市冷清的時段購物		
參加家族聚會		
與友人一起散步		
走路上班／上學		
獨自離家外出		
留下某人看家		

族群比較：他們的反應是否與你相同？其他神經多樣性族群如何應對感官超載的情況？你對於感官超載的反應是否構成問題？

你在意自己逃避嗎？

花時間思考逃避如何影響自己，將有助於你理解自己面臨的挑戰。你可能已經完成上面的練習，並且確信沒有太多需要擔心的事。有時你確實會感到焦慮，但並沒有對生活造成太大限制，在這種情況下，你可能不需要做出任何改變。然而，既然你選擇閱讀本書，那麼有可能你（或你想要支持的人）現在正感到不知所措，覺得難以克服眼前的種種挑戰，也不知道如何著手。如果你正處於這種情況，請不要灰心！只要你能正確理解自己面對的問題，並且得到適切的幫助，總有可能在應對焦慮上獲得重大進展。「感覺焦慮控制你」和「覺得自己控制焦慮」，這兩者有天壤之別，所以我們的首要目標是，重新找回那份控制感。這確實是你可以做到的，雖然可能需要一番努力！

要重新控制焦慮的確需要努力，有時必須付出不遺餘力的努力，因此思索第二個問題十分重要：你在意自己逃避嗎？因為只有這件事對你真的重要時，你才應該會考慮要不要採取應對行動；也只有在你**真正在乎**的情況下，你才會願意全力投入，去促成改變、取得進展。這有點像是想要完成五公里長跑的目標。知名的「從沙發到五公里」（Couch to 5K）APP，能幫助你達成目標，但長跑非常辛苦，所以你必須真正**想要**跑那麼遠，才會願意投入努力去使用這個工具。同樣地，本書的其他內容聚焦於能幫你對抗焦慮的各式工具。例如，理解思想、感受和行為如何相互作用，以及認知行為治療的基本原則。這一切不會只是艱苦的訓練，也包含其他內容：學習正確休息、避免壞習慣和擁有品質好的睡眠，以及我也會討論藥物的角色。但無論如何，仍需要你付出一定的努力。你就像一位正在受訓的運動員，或是一位正從傷病恢復的退伍軍人；你需要復健，而且也需要決定，你想要生活中的哪些部分復原。

舉例來說，你可能會避免刺激性的活動，比如坐雲霄飛車，因為那會讓你感到焦慮；而其他人或許會認為你錯過了很多樂趣，但事實上，你在不從事這類活動的情況下，仍過得十分充實，所以你為什麼要耗費精力來克服這方面的焦慮呢？或者，你可能對蜘蛛有輕微的恐懼，而且確實比較希望別人來處理蜘蛛出現的情況，但如果逼不得已，你還是可以應付它們，甚至已經發展出一套有效的對策：使用無線吸塵器快速解決。但也有可能你的狀況比較嚴重，害怕床下有蜘蛛而無法單獨待在房間睡覺，這已經對你生活造成重大不便。或許你有針頭恐懼症（needle phobia），而你現在需要定期驗血，這使你難上加難。又或者，社交恐懼症讓你難以外出正常工作；當朋友邀你出門時，你總是找藉口回絕。

所以，你在乎自己逃避嗎？你是否已經很厭煩，焦慮對你造成的影響，以至於準備好採取行動了？在這個時間點，先別想要做什麼，或這些方法是否有效、你是否能真的做得到。現在先暫時相信，自己可以採取行動來改善狀況，並且確認自己是否已經為改變做好準備。

你可能會發現，思考行為改變階段（stages of change）理論，對你大有幫助。

行為改變階段理論

行為改變階段理論最早是由心理學家詹姆斯・普羅查斯卡（James O. Prochaska）和卡羅・迪克萊門特（Carlo DiClemente）於大約四十年前提出的。5 思索你目前位於這個循環中的哪一個階段，對你可能非常有幫助：

一、思考前（precontemplative）階段：你甚至沒想過要改變自己。

二、思考（contemplative）階段：你正在思考是否要改變，但還沒有下定決心，或者還沒有敲定任何相關計畫。

三、準備（preparation）階段：你已下定決心要改變，並且開始思考該怎麼做。

四、行動（action）階段：你已經訂出計畫並付諸實行，開始進行改變。

五、維持（maintenance）階段：你已經建立了新的行為模式，現在的重點是如何維持。

六、復發（relapse）階段：故態復萌不一定會發生，但我們必須務實地理解，這在改變階段裡的常態，許多改變都會經歷一次或多次的完全或部分復發，才能真正穩定。

發展這個模型的用意在於幫助人們做出生活的改變，例如戒菸、減少飲酒或增加運動量，但它同樣適用於我們生活中任何想要達成的改變，尤其是當改變具有挑戰性的時候。下定決心改變長期依賴的逃避策略並非易事，許多人可能長年停留在思考前階段，甚至沒有想到自己有可能改變。

當我讀到第3章提到霍爾對棉花的恐懼時，曾非常驚訝。他直到四十八歲才開始考慮改變。在那之前，他

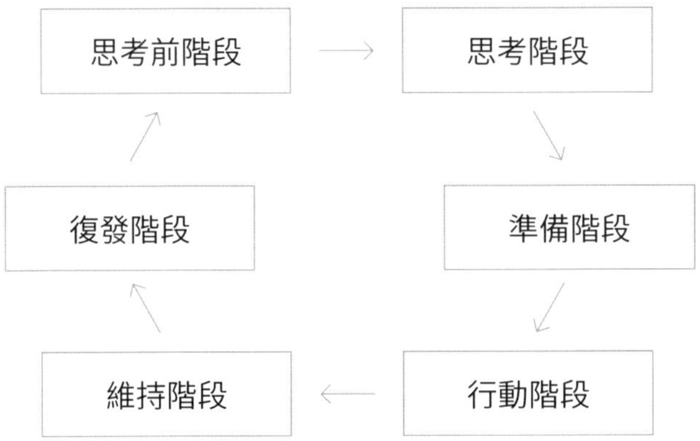

總是設法迴避這個問題；他很可能甚至沒有意識到這種恐懼是可以治療的。他覺得害怕棉花是他的一部分，就是他的生活方式。而是孩子的出生改變了一切。小孩換尿布會用到棉花，他才體會到自己不想把那種恐懼傳遞給孩子，這最終使他從「思考前階段」轉變到「思考階段」，然後迅速進展到「準備階段」和「行動階段」，著手尋求療法。如今他已經獲得成果，可以在屋頂上大聲喊出「棉花」這個詞，而不再感到恐懼！

如果你正在幫助他人應對焦慮，重視改變的循環非常重要。我們期望對方轉變，而在迫切期望他們進展時，很容易操之過急，以致忽略改變要循序漸進：他們仍處於「思考前階段」，而我們卻已經在打電話，試著為他們預約心理療程了。安排治療行為屬於「行動階段」，這表示我們提前了循環的兩個階段，這樣的做法往往不會有好結果。最可能的結果是，他們會更加抗拒改變，而你則會覺得更加沮喪。如果你正在協助任何人做出改變，請務必試著溫和地在改變循環中輕推他們，但記得要按部就班。不要急於求快！

在我的Instagram頁面上，有一段我親手製作卡士達醬（custard）的影片！這雖然聽來奇怪，但可能對你有幫助。幫你把適量的卡士達粉與水混合時，會產生一種奇妙的「歐不裂」（oobleck）物質，名稱取自蘇斯博士（Dr. Seuss）的書《巴多羅買與歐不裂》（*Bartholomew and the Oobleck*，暫譯）。它是一種非牛頓流體（non-Newtonian fluid）。牛頓流體只有在改變溫度時，黏稠度才會發生變化。例如，油加熱後變稀，冷卻後變稠。而非牛頓流體則不同，受到外力施壓時，黏稠度會改變。歐不裂具有顯著的特性，當你對它施加壓力時，它會迅速變黏稠，就像黏土般的固體；而當壓力解除時，它會迅速變回液體。在指導家醫科實習醫師，進行諮商訓練時，我時常把這個例子當成有趣的示範。我會當場用調理碗製作歐不裂，然後請毫無戒心的學員穿上圍裙，用拳頭打碗裡的混合物！他們通常帶著玩心上場，也會在拳頭落在柔軟的黏土上，而非調理碗底時，鬆一口氣。這個示範有重要的寓意：人們就像歐不裂。當我們遇到別人對改變的抗拒時，你愈是使勁推，對方的抗拒就會愈強。但如果我們停止推促且開始傾聽，他們就會緩和下來。所以，如果你關心的人拒絕改變，請思考歐不裂。別太用力催促對方！

逃避猶如一頭多頭怪獸

有很多事情可以幫助你減輕焦慮，但其中最根本、最關鍵的突破點是，改變逃避這個有瑕疵的因應策略，著手解開它纏繞在我們身上的絲綢，讓自己重獲自由。逃避是焦慮的主要徵兆；它既是焦慮的名片，也是焦慮的影子。此外，逃避宛如一隻多頭怪獸；假如我們想把它趕出生活，那麼就必須看懂它的所有面貌，否則它會看似乖乖地從前門離開，但實則又從後門偷偷摸摸溜回來，換個模樣欺騙我們它已經離開，卻再次潛入我們的生活。逃避的多樣面貌將是下一章探討的主題。

第6章 迴避很狡猾 別讓它得逞！

我們天生就很想逃離焦慮帶來的不舒服感受，因此逃避行為變得狡猾多變，不讓人意外；逃避以出人意料、琳琅滿目的形式出現，大家也不驚訝。結果，我們很容易在無意中說服自己：我不是在逃避；又或者在試圖逃避焦慮感的過程中，反而陷入一種有害的行為模式。

我將在本章中，檢視一些顯而易見的逃避方式，並揭示它如何在我們未察覺的情況下，悄悄滲入生活裡。

明顯的逃避行為就是直接不做

最明顯的逃避行為是乾脆不做，比如說拒絕參加派對、不進入有蜘蛛的房間、避免開車上高速公路等。我們可能也會說：「我一向不搭電梯」「我絕不坐飛機，它不適合我」。至少這類逃避行為很容易辨認！因為它清楚可見、直接又誠實！

找藉口和拖延

我們經常不願承認自己完全在逃避，卻又千方百計敷衍或一再拖延，或是假裝下次一定不一樣。所以，當我們收到派對邀請函時，會告訴自己要去，最後卻因為：今天頭痛／太累／明天還要上班／還要寫文章，而沒有出席。這些都是很合理的藉口，不過我們回絕派對的真正原因，其實是對去派對感到焦慮不已。或者，我們或許知道：自己應該外出；做運動才健康；出門散步總能使心情舒暢，然而焦慮讓我們裹足不前，並且找理由搪塞：現在太早了；遛狗的人都上街了；我昨晚沒睡好，現在有點疲倦；我下午就會外出；現在大家都趕著上班上學，我寧願等交通尖峰時段過後，再出門；噢，瞧瞧，下雨了！等明天再說。

拖延是很常見的逃避方式，與找藉口非常相似。當然，人們因為很多理由而拖延，有些時候跟焦慮完全無關。例如，有時我們拖延只是因為有太多有趣的事情想做，不想動手做那些無趣的雜事；但焦慮經常是拖延的根本原因。當你拖延時，甚至不必為自己找藉口，因為你沒有說自己不做，只是說：等我做完這個再做那個；我只是沒開始而已。有時光想著要做某件事就會讓我們拖延了（例如，必須打一通很難啟齒的電話），有時則是因為害怕失敗，潛意識擔心：如果我開始做卻沒做好，怎麼辦？於是怕到不敢開始（比如說寫文章）。

打電話

桑傑明明打算打電話去預約術前驗血的時間。他知道自己延誤了，因為再次收到提醒的簡訊。他原本計畫週三打電話過去，因為當天可以提早下班，應該有空可以處理，然而他下班後就已精疲力盡，根本沒力氣打電話了。週四他居家上班，應該比較有時間，他想這一天再辦。他想著：反正一大早也打不進去，你也知道這個時間點有多難聯繫到家醫科醫師！所以他預定上午十時左右撥電話，但接著又忙於工作，忘了此事。等有空喝咖啡休息時，他又想：這是我的休息時間耶，打電話給診所一點也**不算**休息。於是他決定午餐時再考慮打電話，可是又擔心診所中午會拔掉電話線，心想：這樣打了也是浪費時間，不如等下午再打吧。但他下午依然沒打。他只是擱置、延宕、「假裝忘記」，等他注意到時間，已經錯過了六點半診所關門，這樣一週又過去了。

桑傑不太確定自己為什麼對打電話給家醫科醫師，感到如此焦慮。這是許多小事加總起來的結果。首先，他向來不喜歡打電話給任何人，要是可以選，他寧願傳訊息或用網路預約，他討厭用電話聯絡事情。其次，他也不太喜歡針頭——不僅是抽血的想法讓他不舒服，更是因為他知道一旦抽了血，檢驗結果就會揭曉。他將會收到家科醫生的簡訊、信件或電話通知，而且可能不是好消息，這一點讓他提心吊膽。如果你不知道結果，就不用憂心忡忡。然而，他確實還是會憂慮，下週四真的應該打電話給家醫科醫師了。

・・・・・・・

自療

常見的逃避表現形式之一，不是避免做某件事，而是藉由與焦慮相關的自療（self-medicating）來度過難關，以避免或至少減輕焦慮。其中喝酒是我們最常見的自療方式。我們都知道酒精具有鎮靜作用。英國與荷蘭在十七世紀打仗時，發現荷蘭的精神：琴酒（gin）對於上戰場前的鎮定軍心很有幫助，因此有「荷蘭人的勇氣」（酒膽，Dutch courage）的說法。我確信自從人類有能力釀酒以來，就有人用酒來安撫內心的焦慮；而且，短期內確實非常有效。但值得我們深思的問題是：這樣做是壞事嗎？

一方面來說，你或許會覺得喝酒對消解焦慮挺有幫助的。畢竟，我主張逃避的問題是，你愈迴避，焦慮的威力會愈強大；而你需要做的是：停止逃避、面對恐懼，並在恐懼當下，學習調節焦慮，如此一來恐懼才會慢慢鬆手對我們的控制。如果藉酒壯膽，你能夠直接面對恐懼、不再逃避，甚至在面對恐懼時能夠控制焦慮，所以或許是有用的方法。

但這麼做有三個問題。首先，酒精最顯著的問題是它具有毀滅性的副作用。如果你需要大量飲酒才能面對恐懼，那麼就暴露在危險飲酒的各種風險之中；如果你需要經常喝酒來逃避恐懼，那麼很可能最終會陷入酒精依賴。我想到我有酒精問題的病患，他們很少是因為只是想玩得很瘋，更多是因為長期習慣透過自療來應對壓倒性的焦慮。

第二個問題是，酒精會使人憂鬱。短時間適量飲酒，酒精的去抑制效應（disinhibiting effects）能夠振奮我們的心情和平息焦慮，我們因此很難看清它會讓人感到沮喪。我們確實都見過有些人豪飲後心情會極度低落，但不一定每次都會發生，也未必發生在自己身上。不過，比這更普遍且更棘手的是，酒精對情緒的**全盤**影響。事實上，為了讓自己心情變好而喝酒的人，整體來說，他們的情緒會比滴酒未沾時更低落，也更焦慮。我很喜歡的一個比喻是：想像你每週擁有數量有限的「快樂代幣」，當你喝酒就會瞬間消耗，用來短暫提升情緒，但在接下來清醒的日子就沒快樂代幣可用了。

第三個問題是：克服焦慮的關鍵，在於重新奪回焦慮奪走的力量。即使酒精是無害、無風險的安慰劑，它無法幫你真正獲得掌控焦慮的能力。因為幫助你克服焦慮，不是你自己，而是**酒精**。這麼一來，你既沒有學會運用你的內在力量，也沒有發現能緩解焦慮的技巧，更沒有建立能夠靠自己克服的自信。你只能靠自己**和**酒精來面對恐懼。這是為什麼任何形式有立即緩解焦慮效果的「鎮定劑」（medication）都有問題，無論是酒精、娛樂性用藥、順勢療法，或者是醫師開的處方藥。能夠克服焦慮的藥物或配方的誘惑非常大，醫生有時會開給病人乙型阻斷劑（beta-blockers）或煩靜劑（diazepam）來對抗焦慮，但所有證據顯示，除非是偶爾的使用，這種方式經常無濟於事，最糟的是還可能危害健康。即使這類藥物短期有效，我也不推薦。

長期使用的藥物，例如抗憂鬱藥物（antidepressant）則另當別論。我將在第18章詳盡探討。在此先簡單說明，儘管被稱為抗憂鬱藥物，它們確實有助於治療焦慮症。使用它們有優點也有缺點、需要權衡，但關鍵的差異是，這類藥物可用來幫助病人化解焦慮的根本問題，而不是單純讓人在服藥當下感到平靜。這表示當你開始正視自己的焦慮時，你是在自己掌控下逐步強化內在力量，而不是僅靠某顆藥丸或療劑的效果。

強迫症

調整收音機音量

茱莉始終偏愛偶數；奇數總讓她感到不對勁，好像有什麼沒完成、不對稱、令人不舒服。因此，她喜歡做事成雙，比如檢查前門兩次，有時甚至四次；她走十二步去搭乘在門外等著的共享汽車。如果馬諾伊把車停在不同地點，茱莉總能調整步伐，以偶數腳步走到停車處。雖然總是在計算，但是這麼做會讓她平靜，所以她並不覺得困擾。

但有一件事讓她困擾：車上的音響。他們早上共乘時喜歡聽廣播節目，這是日常慣例的一部分，他們會被主持人逗得開懷暢

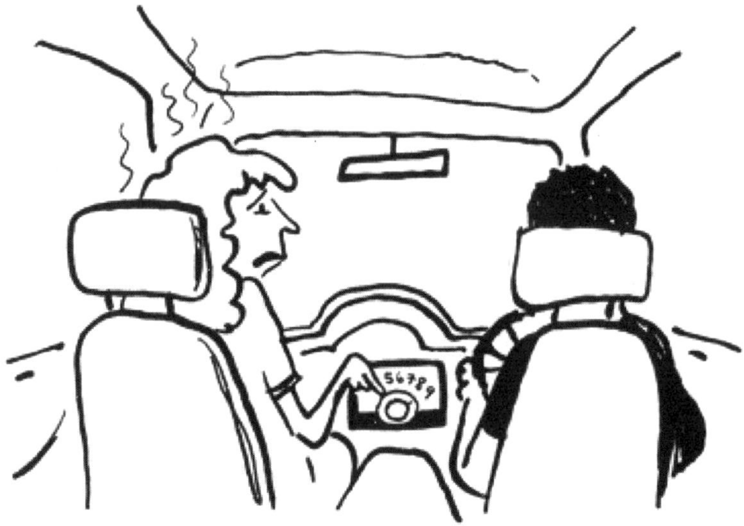

笑，有時甚至隨著節目播放的歌曲忘情歡唱。不過，馬諾伊往往在茱莉上車後就把音響打開，而且顯然不在乎音量。有時音量旋鈕停在偶數刻度上，茱莉就會覺得今天會是美好的一天；但有時音量落在七或更糟的九時（為什麼九更糟糕？她也說不上來，或許是因為它離十太近，讓她覺得甚至比其他奇數更加不完美吧），她會試著忽略這一切，畢竟很可笑。如果音量旋鈕上沒有數字刻度，她根本不會知道究竟落在奇數，還是偶數！她只好閉上眼睛，然而奇數彷彿能穿透眼皮，使她坐立難安，這不安的感覺實在太干擾了。雖然她不至於恐慌發作，但若不把音量調到偶數，她實在無法放鬆。這令她精疲力盡，但是她不想讓馬諾伊覺得自己很**奇怪**。她只好偷偷調整音量，希望他不會注意到。如果被他發現，她就會說自己頭痛，覺得音量太大了。

．．．．．．．

我們多數人都會有日常儀式或強迫行為，只要仔細觀察就能發現。迷信本身就建立在這些習慣上：為什麼迷信的人看到喜鵲時要說「是的，遵命，船長」，並且對牠行禮致敬？為何我們忌諱從梯子下方走，或在許願時敲木頭？為什麼那麼多職業足球運動員在出賽前，會按照特定順序穿上裝備？因為我們把這些事情連結到焦慮；當我們看到喜鵲卻沒有向牠問候致意，會留下事情沒完成的不安感。據說，如果不完成那個儀式，就會厄運纏身。即使我們並不真的相信這些說法，但做出向喜鵲致意的動作也無傷大雅。而且，這麼做能立即解除擔心自己招致壞運氣的焦慮。或者，對某些足球員來說，如果他們習慣先把左腳放進球褲，再穿上右腳，並且把這種穿法和贏球連結，一旦不按照這個順序將讓他們感到不安，擔心會輸掉比賽。分心可能一路延續到他們上場比賽，真的因為影響注意力而表現不佳，與其冒這個險，他們乾脆把球褲脫掉，重新按照正確的方式穿上，這樣比較省事。

不過，這並非強迫症（obsessive compulsive disorder, OCD）。

這些小儀式屬於正常人類生存的一部分，雖然有時可能惱人，但對我們的日常生活影響不大。強迫症則不同，當這類儀式變成控制我們焦慮的主要形式，並開始支配我們的生活時，那才是強迫症。當有人只是因為喜愛把桌上的筆排列得整齊，而輕描淡寫地說自己「有點強迫症」時，他其實輕忽了可能對某些人來說，這是極具摧毀力、會消耗大量心力與精力的病症。有時我們似乎不知道強迫症從何而來，但它通常出自應付廣泛性焦慮的需求。尤其是當我們不能逃避且無法控制焦慮時，會轉向某種能安撫自己情緒的方式就變得很合裡。強迫症之所以誘人，是因為它讓人相信：只要完成某個儀式或行為，就能帶來平靜感。不過，這種效果非常短暫，所以我們必須重複那些儀式或行為，而這些行為往往會層層疊加、逐漸升級，讓我們深陷其中、難以自拔。

一旦我們牢記自己不顧一切想要避免的是**焦慮感**，就能輕易看清逃避是強迫症的關鍵環節，而且完成這些儀式或特定行為，只會暫時減輕焦慮。學會不做這些儀式也能感到平靜是完全可能的，而且這和應對其他類型的焦慮所要遵循的原則是一樣的。然而，強迫症則特別具有挑戰性，因為那些儀式行為往往已經深植於日常生活中。

傷害性強迫症

這裡值得特別談談傷害性強迫症（Harm OCD），因為即使是某些醫療專業人員都可能沒能深入了解此病症，而且對患者而言，它往往是一段十分孤獨、讓人百思不解的經歷。強迫症除了透過儀式來緩解焦慮的強迫行為外，其他表現方式為侵入性思維（intrusive thoughts），進而引發強迫性思考方式（obsessional ways of thinking）。侵入性思維愈令人震驚，就愈會引發焦慮，而愈試圖逃避與焦慮連結的事物，就會愈鼓勵這種想法深植腦海，因此掉入惡性循環，這正是發生在傷害性強迫症上的情形。

如果我們腦中突然出現：「今天會不會看見松鼠？」的念頭時，大概不可能引發焦慮反應（假設我們**沒有**松鼠恐懼症！），這個想法很快就會一閃而逝，然後我們繼續生活。但如果腦中突然冒出：「萬一我今天殺了人，怎麼辦？」的想法時，反應可能就大不相同了。這類怪異、可怕、不舒服的想法其實十分常見，且多數人偶爾都會有這種念頭闖入意識。然而，我們只會認為「這個想法真可怕」，然後就像刪除電子郵件收件匣裡的垃圾郵件一樣，把它丟到心裡的回收桶裡。但是，如果我們開始懷疑自己，並且憂慮自己或許**真的可能**殺人呢？傷害性強迫症就是這樣發生的：他們極度執著於擔心自己可能會傷害他人，不論對象是一般人或特定的人（例如自己的小孩或伴侶），有時也會擔心可能自傷，像是擔心、害怕自己會自殺。這些想法對當事人來說，是極其痛苦與可怕的。傷害性強迫症的關鍵在於，對當事人來說，這類造成傷害的念頭本身是極為可怕、令人震驚的。這種情況並不是他們有憤怒上的問題，意識到自己可能會對人造成危險；也不是真的在考慮結束自己生命、有自殺意圖；更不是患有精神病（psychosis）、出現妄想（fixed delusional thoughts）。這些想法引發的恐懼感，使得當事人的焦慮升高到極端的程度，而你大概也猜到了，正是這種恐懼會導致他們出現逃避行為，而逃避行為又進一步強化了這些強迫性思維。

傷害性強迫症患者的逃避行為往往表現為兩種面向。最常見的是，病人試圖尋求自己不是暴力者的保證，這種行為與下一章健康焦慮段落中，尋求安心保證（reassurance）的做法非常相似。他們對自己有暴力傾向感到極度焦慮，導致不斷試圖說服自己並非如此；可能產生的行為表現，包括：檢查自己是否有暴力情緒，詢問他人自己是否暴力，或上網搜尋施暴者有哪些人格特徵，並與自己比較。當他們獲得自己不是暴力者的安心保證時，將能短暫地感到放鬆。然而，這將成為一種自我實現的預言（self-fulfilling prophecy），因為病人已經花了很多時間過度思考暴力問題，進而強化了自己也許真的會施暴的恐懼。

傷害性強迫症患者逃避行為的第二種類型是，避免涉入任何可能聯想到會增加發生可怕暴力行為風險的情境，比如說把收納廚房刀具的抽屜上鎖，不去販售刀具的商店，或是避開可能發生暴力事件的地點。這種比較明顯的逃避行為會逐漸限制這些場景的日常連結，例如廚房刀具只會讓他們想起暴行，而不是想到拿來切菜。

根據我的經驗，傷害性強迫症並非僅限於跟暴力的想法有關，而是發生在任何會引發焦慮，並且與當事人本性衝突的侵入性思維中。我注意到一些案例，有些人會反覆焦慮自己是否可能有戀童癖（paedophile），即使他們完全沒有這種傾向；或是對自殺的可能性感到極度焦慮，儘管他們根本沒有任何想傷害自己的念頭。令人遺憾的是，人們很少討論傷害性強迫症，即使在醫界仍缺乏足夠的討論，導致許多受影響的人感到孤立無援且經常被誤解。他們常覺得自己是怪物，但他們當然不是！一旦你了解傷害性強迫症的運作模式，就會很容易地辨認出這是焦慮驅動的強迫循環。我們應該多多談論它。

飲食障礙症

飲食障礙症（eating disorders）的確切成因非常複雜，而且遠超過本書探討的範圍，不過飲食障礙症背後的基本驅動力正是：緩解焦慮。常見的是，飲食障礙症患者正處於無法逃避的壓力之下，也覺得處境很難克服。這可能與家庭緊張、自我價值感議題、對未來的焦慮，或是其他各種形式的壓力有關。重要的是，不要過度簡化情況，也不要假設找出背後原因是輕而易舉。如果你假設這些議題確實引發壓力且讓人感到失控，那麼試圖透過掌控自己能控制的面向——也就是，如何吃、什麼時候吃——來重新獲得掌控感，就一點也不令人意外了。不論是限制飲食或進食後催吐，都和控制息息相關；當達成這類控制後，就減緩了焦慮感。透過嚴格控管自己和食物的關係來避免焦慮感，也伴隨了許多破壞性的後果。

自我傷害

自我傷害（self-harm）如割傷自己，常被當事人描述為是一種紓解壓力的方式。身體上的疼痛似乎具有轉移注意力的功能，它讓人暫時不去想導致緊張的真正原因，也可能會釋放影響我們情緒的腦內啡（內啡肽，Endorphins）和其他賀爾蒙，因此會讓人感到較為平靜。同樣地，自我傷害帶來的安定感也只是短暫的，長期後果卻是破壞性的。雖然自我傷害牽涉的因素極為複雜，但其中的核心機制就是：逃避焦慮的需求。

尋求安心保證

焦慮經常以「假如……怎麼辦？」的問題特色出現，比如：「如果我錯過火車，怎麼辦？」「如果我把工作搞砸了，怎麼辦？」「如果我考試不及格，怎麼辦？」我們可能會發現自己試著逃避這些「如果」所引發的焦慮感，而其中一種常見的逃避方式，就是尋求保證。舉例來說，我們可能會問身邊的人：你覺得我會不會考不及格？你覺得我工作做得夠好嗎？當對方給予安心保證時，我們會暫時感到安心，但這種安心感只是暫時的，我們必須持續尋求保證。

在健康焦慮中，這樣的行為特別明顯。因為我們無法逃避自己的身體，當身體出現令人擔憂的症狀時，求取安心保證就成了最直接的應對方式。健康焦慮是一個大主題，所以我會在下一章中專門深入討論。在這裡，我們只需要先了解，受健康焦慮影響的人所做出的行為——無論是尋求保證、頻繁就醫、反覆上網查症狀——乍看之下似乎太過主動，難以視為逃避行為。畢竟，健康焦慮者完全不像那種把頭埋進沙裡而逃避就醫的人；他們積極行動，為了**不**錯過任何健康問題。

但事實上，尋求保證本身就是一種逃避，逃避因擔心健康而產生的不安感。而如同其他所有逃避方式，它在短期內有效，但緩和效果極為短暫，從長遠來看卻可能帶來難以承受的後果。

尋找另一條路

讀完本章，你可能會覺得自己好像不被允許去逃避焦慮，但想要擺脫焦慮感並沒有錯！畢竟，本書的終極目標就是希望幫助你減輕焦慮，而這是一件好事。然而，前面提到那些逃避方式之所以成為問題，不只因為它們會對我們的生活造成限制和破壞，更因為它們往往讓焦慮對我們的掌控變得更加牢固；它們讓我們失去力量，而不是賦予我們力量。如果我們真的想學會駕馭焦慮，那麼就需要去挑戰自然又強大的逃避傾向，並找到另一種應對方式，而這正是本書第3部要深入探討的主題。如果你迫不及待想了解的話，現在就可以直接跳到下個單元。不過在此之前，我們會先談談健康焦慮，然後進入另一個重要的主題：筋疲力竭（burnout）。

第7章

健康焦慮特別棘手的傢伙！

每位家醫科醫師都碰過受健康焦慮影響的病人，有些病況輕微，有些則嚴重到生活遭受擺布，因為面臨特殊的挑戰。然而，我參與過的講座均未曾探討健康焦慮，也不太確定該怎麼在診所系統上記錄這種病況，因為家醫科電腦系統上並無「健康焦慮」的醫療代碼，也沒有任何相關的臨床診療指引告訴我們該怎麼處理這種病。基於上述所有原因，我認為健康焦慮值得用一整章篇幅來探究！

國家健康暨照護卓越研究院（National Institute for Health and Care Excellence, NICE）是英國制定臨床診療指引的主責機構，幾乎任何病症都有一套指引。關於焦慮症，臨床診療指引的摘要指出：

> 焦慮症涵蓋多種焦慮障礙，包括：廣泛性焦慮症、社交焦慮症、創傷後壓力症候群（post-traumatic stress disorder）、恐慌症、強迫症、身體畸形恐懼症（body

dysmorphic disorder）。

其中沒有提到健康焦慮。我搜尋了整份文件，也完全找不到這個名詞。[6]健康焦慮的舊稱（且沒有幫助的稱呼）是慮病症（hypochondriasis），NICE對此也未曾制定過相關指引。

我確實不知道為什麼情形是這樣，但懷疑其中一個原因是，健康焦慮者很少向精神科醫生求助，而制定臨床診療指引的往往是專科醫師，而非家醫科醫師。雖然我認為這是值得社會關切的議題，因為健康焦慮者甚至很難在網路上找到資源，也幾乎沒有互助的社群。

不論原因是什麼，我覺得這表示健康焦慮患者不僅被醫療體系忽視，也未被社會大眾好好照顧。醫學在檢查和治療身體疾病方面表現卓越，但所有檢查結果正常時，醫生能做的事情有限。身為醫師，我們很容易一味安撫病人，卻沒有真正處理它們的健康焦慮問題。同時，政府、有名的善心人士、各類單一疾病的慈善機構醫療等，致力於提升民眾的健康意識，呼籲大家「做胸部檢查」「檢驗尿液和糞便」「做攝護腺檢查」「連續咳嗽三週就該檢查」「信任你的直覺」「如果你覺得身體有哪裡不對勁，最好就醫接受檢查」。卻沒人想過，這些宣導活動會成為健康焦慮者的惡夢，也沒有人提出：如果問題是健康焦慮，該怎麼辦。我真心期望未來有一天能改變。

定義

那麼，什麼是健康焦慮呢？由於目前沒有明確的臨床診療指引，所以我無法提供你官方的定義。它在英國的舊稱是慮病症，但是這個名稱不太有幫助。首先，二十一世紀這個稱呼已經不合時宜。它原文的字意是「在肋骨下方」，因為過往人們相信憂鬱（melancholy，沮喪和其他心理健康問題）源自於膽汁（bile），而這種體液的製造和儲存器官都位於上腹部。其次，**慮病症**已經被許多笑話和刻版印象所濫用，從莫里哀（Molière）（編按：十七世紀法國喜劇作家、演員兼戲劇活動家，是法國路易十四最愛的劇作家，也是法國古典戲劇的三傑之一。）一六七三年創作的戲劇開始，到今日的諸多影視作品，這個詞現今已烙上了汙名和嘲諷。在美國偏好使用「疾病焦慮症」（illness anxiety disorder）一詞，但英國並未這樣使用；而且根據我的觀察，美國診斷所描述的情況其實比我在診所中經常遇到的健康焦慮更為罕見。根據定義，疾病焦慮症非常少有，是指病患因相信自己罹病而焦慮、幾乎達到妄想的程度；即使反覆的醫學檢查都顯示他很健康。這種情況的確存在，但真的非常稀有，我執醫生涯中只見過一、兩個這樣的病例。

我更常見到的是，對自己健康過度焦慮的人。他們會誤會一些非常輕微的症狀，以為那是嚴重疾病的徵兆，因而生活在萬一我真的得了重病的恐懼中，其中最常見的擔憂通常是癌症或心血管疾病。他們並不是妄想症患者，也樂於接受醫生的安撫與說明，也相信醫生的話，但焦慮總是會一再回來。另外值得注意的是，有時這種焦慮會以替代性的方式出現：焦慮的對象不是自己的健康，而是摯愛的健康（最常見的情況是父母過度擔憂子女的健康狀況）。

健康焦慮有什麼不同？

健康焦慮在許多方面與其他焦慮症經驗相似：流手汗、心跳加速、容易恐慌，這些反應都一樣。但健康焦慮有兩個特點，讓它有別於其他焦慮狀況，且更為棘手。

第一個挑戰是，你無法像面對其他恐懼般逃避健康焦慮。假如你怕蜘蛛，至少還能離開現場、避開牠（雖然我們前面已經討論過這可能不是最理想的應對策略，但至少是個選項）。然而，當你焦慮的是自己的健康時，要怎麼逃避？你總不可能逃離自己的身體吧！因此，健康焦慮者通常會發展出獨特的逃避方式，最常見的就是透過不斷地尋求安心保證。我們將在後文探討這個議題。

第二個挑戰是，健康焦慮會引發生理症狀，你正好因為這些身體症狀才感到焦慮，這就像火上加油。你愈焦慮，就愈容易出現這些症狀；這些症狀出現得愈多，你就愈相信自己真的生病了，結果也就變得更加焦慮。對所有經歷焦慮的人來說，了解焦慮引發的身體反應非常重要，但如果你焦慮的正是自己的健康，那這點就變得非常關鍵。你需要正確解讀哪些症狀是焦慮引起的身體訊號，才能緩解焦慮與身體症狀互相加乘導致的惡性循環。

尋求安心保證

過度索求安心保證是健康焦慮最明顯的特徵之一。患者可能會不斷檢查自己的身體：例如，使用智慧手環監測脈搏，或不斷檢查身上有無腫塊；也可能是向親友詢問自己是否健康，一次又一次地請對方判斷症狀，直到他們感到不耐煩。還有一種情況是，在多數人覺得沒必要看醫師時選擇就診，或者主動要求醫生做檢查，「以防萬一」。當然，在很多情況下，對症狀感到擔憂並尋求醫療意見是完全正確的做法，我們稍後會談到症狀過濾器（symptom filter）的角色。不過，針對健康焦慮，求取安心保證的重點是：這種行為確實可以緩解焦慮帶來的不適，但這種緩解只能短暫見效；本質上，這與其他形式的逃避相同。

如果呢？

• • • • • • • •

傑克看完醫師後，整個人覺得好多了，他感覺到自己幾乎卸下肩上的重擔，且走回去上班的路上，心情十分愉快。因為醫生告訴他：他沒什麼大問題，在他身上找不到任何硬塊，而且他也沒有罹患癌症。

然而，當天稍晚，他的疑慮又開始蠢蠢欲動。這很奇怪，不是嗎？傑克明明覺得那個硬塊很明顯，但為什麼醫師卻說摸不到呢？雖然傑克有時自己也摸不到，但那東西的確存在。如果醫生沒有仔細檢查呢？如果他錯過發現硬塊，而情況真的很糟呢？醫生應該要幫他安排超音波吧？他聽過有醫生沒發現腫塊的案例，幾個月後才確診罹患癌症，結果為時已晚。

傑克離開辦公桌去休息，走進廁所又自我檢查一次。那個硬塊還在，醫師一定沒留意到。他必須再去看一次醫生，這次最好要求做個掃瞄檢查比較保險。

• • • • • • • •

有時尋求安心保證是有效的，至少在下一個症狀出現前。但這種效果通常非常短暫，當患者的焦慮程度開始再度升高時，懷疑「假如……會怎樣？」的念頭會接踵而至，而尋求安心保證的需求也變得難以忍受。最糟的情況是，尋求安心保證幾乎變成上癮行為，且規律補充次數變成習慣與需求。這是健康焦慮者唯一真正可行的逃避方式，而就像其他的逃避行為難以抗拒，最終卻只會讓問題變得更糟。

症狀過濾器故障

那麼，對有健康焦慮的人來說，要怎麼知道何時應該真的去看醫生呢？這時，想像我們每個人腦中都內建了症狀過濾器，這個機制能幫助我們把注意力集中在真正重要的症狀上，並忽略無關緊要的感覺。這種能力對每個人來說，都非常重要，畢竟我們的身體隨時都在給各種訊號。就拿我自己在書寫本書的當下，身上也出現不少症狀，但我全都選擇忽略。不知為何，我的右肩和左小腿有點癢；右腳有點麻，因為工作時我把腳蜷在另一隻腳下；兩邊的肩膀有點痠，是長時間使用電腦造成的；而且因為房間裡十分安靜，除了時鐘規律的滴答聲之外，沒有其他聲音，我常感到兩耳輕微耳鳴。這些身體反應都被我的症狀過濾器判斷為無害，所以我暫時不理會。當然，如果幾處癢感持續，我可能會搔搔癢；若腳麻太久，我會換個姿勢；耳鳴如果惱人，我會放輕音樂掩蓋；假如肩膀痠痛，我稍晚會站起來、伸展身體。但這些症狀全都不會激發我任何的焦慮感，因為我的症狀過濾器很開心，認定它們完全不重要，不會有任何警報響起。

然而，假如我有健康焦慮，那麼我的症狀過濾器可能會故障。我或許會對身體的症狀特別敏感，因而發現難以忽視它們，並且開始胡思亂想：如果刺麻感是多發性硬化症（multiple sclerosis）的前兆，怎麼辦？假如肩膀的痠痛不只是因為姿勢不良？我記得有種疾病的症狀，肩膀會很痠痛？我猜那種病叫做多發性肌痛症（polymyalgia），而且還可能導致突然失明，我好像在哪裡看過。還有耳鳴，萬一這是腦瘤的警訊呢？

當你陷入健康焦慮時，可以想像自己的症狀過濾器壞了。你需要重新校準它，學習多數人面對這類症狀時會怎麼做，幾乎得從零開始分辨：哪些症狀應該重視、哪些可以放心忽視，並且重新學習：直覺並不總是正確，它有時會誤導你。

確認偏誤的危險

我先前已經討論過確認偏誤，它在健康焦慮上也扮演重要角色。這是一種心理傾向：我們會特別注意那些支持我們原本觀點和偏見的資訊，而忽視甚至否定相反的證據。對於有健康焦慮的人來說，確認偏誤意味著我們會過度留意那些令人不安的健康警訊，以及誤診的悲劇故事或年紀輕輕就被診斷出重症的人。如果身邊親友罹患嚴重的疾病，甚至早逝，將對健康焦慮者引起重大反應。甚至只是看到名人罹癌的新聞，或者看到貼在公車站的健康警語海報，都會讓健康焦慮者失控發作。像出現在新聞標題裡的「癌症」兩字，彷彿被放大成刺眼的紅色大字；甚至連我們最愛的電視劇裡，又有角色被診斷出這個病時，也會讓我們擔心。而且，我們忽視或不相信那些告訴自己相反故事的證據。例如，明明我們知道自己罹癌的風險其實不高；或者我們也明白，三十歲注重健康、不吸菸的女性不太可能罹患心血管疾病；又或者，日常生活中一再出現的事實：多數人其實都能高度健康地度過好幾年。

谷歌是個圈套，穿戴裝置讓人進退兩難

現代科技對有健康焦慮的人來說，並不友善。網路是有價值的資訊搜尋寶庫，如果你需要健康狀況的特殊資訊，網路簡直太有用了。如果你的醫生告訴你診斷，例如你需要去學習自己的狀況，那麼你只要找到可信賴的網站，就可以提供你需要的知識與幫助。

然而，搜尋症狀就像玩俄羅斯輪盤（roulette）。我常告訴病人，在網路上我們離罹癌永遠只有六次點擊。當你為自身健康感到焦慮時，很容易想要在網路上快速查詢，這種衝動幾乎是難以抗拒的。有時你可能會得到安全保障，當你發現造成身體症狀的原因時，感覺就像賭博。有時你一開始就輸了，有時贏了幾把，但只要你待在網路夠久，最終總是會輸，但問題是你總

是會忍不住多查一個網站、多看一篇文章。當你第一次打入自己症狀時，會獲得一些緩解，網路會提供簡單的解釋，然後你不覺得需要擔心。但我們總是會試圖花更多時間查證，你只需要碰上一次，當網站告訴你，這個症狀**應該**要擔心，那麼焦慮的漩渦就開始轉動，失控往下墜。

至於穿戴式裝置又如何？不難想像，一個本來就對健康過度焦慮的人，最不需要的，就是能夠隨時查看自己心跳或血氧的工具！

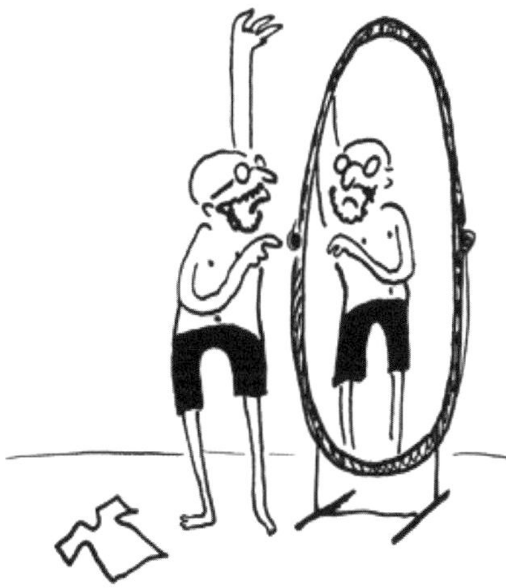

健康焦慮源自哪裡？

如果你正受到健康焦慮的影響，思考這樣的焦慮從何而來，可能對你有幫助。你一直以來都這麼容易擔心自己的健康嗎？是不是跟你的成長家庭有關？是否你身邊的其他人也總是過度關注健康？又或許他們總是一副不把健康當回事，而你潛意識裡覺得自己必須為每個人擔憂！也或許這樣的焦慮可能是你經歷過健康的驚嚇，或親近的人罹患重病後開始的。

可能你找不到為什麼會有健康焦慮的明確原因，但如果有，理解它本身將能幫助你。也許你心中有些強烈的文化信念，而你從未想過質疑它，因為它太理所當然了。例如，英國社會少有人質疑的一個信念是：了解自己身體目前的狀況是好的。這句話聽起來理所當然，但事實並非如此。當然，當身體真的出現嚴重問題時，及早發現是好事；但有時追求什麼都要知道，反而會帶來更多困擾。我們的身體不是可以被輕易拆解、修理和重組的機器。許多醫學檢查本身就存在風險，或者檢查結果可能出現讓你更焦慮的意外發現，比如掃描偶然發現了什麼，你因此需要更深入地追蹤。有時不知道嚴重的診斷像癌症，反而是一種祝福。舉例來說，如果死後仔細解剖檢查攝護腺的話，大約半數八十歲去世的男性，體內有攝護腺癌（prostate cancer）。但有些人一生中從未因攝護腺癌而生病，也從不知道自己有癌症——他們是帶著癌症活著，而不是死於癌症。有時無知真的是一種幸福，而這在醫學領域裡，往往是難以拿捏的課題。有書籍全盤探討醫學上過度診斷（overdiagnosis）的主題，但我們在此只需要簡單挑戰：知道一切不見得最好。

尋求協助

雖然有些健康焦慮者因害怕發現問題，而主動避免就醫，但多數人早已習慣上診所或跑急診，不過他們不習慣為健康焦慮本身尋求協助。這是因為身體症狀總是擾人，這些症狀推動人們去看醫生，而獲取安心保證主導了診療。即使某些人一開始選擇跟醫師談論健康焦慮，但到了真正看診時，往往身體突然出現症狀，而逼得以此為重，甚至可能完全顧不上健康焦慮相關問題；有時甚至會讓整場問診都變成在討論對身體的擔憂。

如果你希望真正獲得健康焦慮的協助，那麼你需要與信任的醫生建立穩定的關係。你需要的是一位能幫助你重新校準症狀過濾器的醫生，對方可以協助你免於過度檢查和過多不必要的轉診，同時也知道在真正有需要時進行檢查和轉介。而這也意味者你需要有意識的預約一次看診，並且努力壓抑談論生理症狀的衝動，轉而將重點放在如何管理你的健康焦慮、學習如何培養把身體症狀放在正確位置的能力，並討論治療或甚至是藥物的角色，來幫助你減輕健康焦慮對生活的影響。

第2部

身心俱疲

當你精疲力竭，就無法好好痊癒

第8章 我不是會身心俱疲的人 我究竟怎麼了？

崩潰

薩米爾從來不是一個會焦慮的人。他認真工作、擅長幫人解決問題，是大家無計可施時必找的可靠先生。他任勞任怨、負責任、用心照顧家庭；在忙碌的季度，他總是加班到很晚，並且確保在期限之前把工作完成。

那場恐慌發作，發生在前往倫敦的通勤火車上，但恐慌與火車無關。真正讓他感到壓力的是：倫敦熟悉卻令人窒息的聲響和陰影；是每一次車軌搖晃之下，一步步逼近辦公大樓的沉重感；是車窗外閃過他看著熟悉的建築物。胸口的壓力逐漸累積到難以承受。

他一度以為自己心臟病發作；畢竟他的家族有病史，而胸悶的感覺正是他一直以為心臟病的徵兆。他在火車上強忍著不舒服，心理盤算：鄰近滑鐵盧（Waterloo）車站附近的聖湯瑪斯醫院（St Thomas's Hospital）就在不遠處。他勉強撐到醫院，汗流浹背、每一口氣都是掙扎。他進醫院後，鬆了一口氣，然後非常高興聽到，醫師說他沒什麼大問題。他們做了一些檢查，他的心臟沒事，肺部也好極了，都沒事。然而，他卻被這場經歷搞得莫名其妙。在回家的路上，當他透過手機看工作郵件時，為什麼再度感到胸悶，這是怎麼回事？

• • • • • • • •

有時焦慮的原因不明顯。我們看不清是什麼導致突如其來的焦慮，它既不是我們懼怕的某種事物，也不是顯而易見會牽動我們的某個事件。我們就是一直處在緊張和焦慮的狀態中，總覺得一切超乎掌控，自己快撐不下去。背後原因可能很多，不過最常見的一個成因是身心俱疲。當它突然發生，不像你曾經歷過般、毫無預警地擊倒你時，往往和精疲力竭有關。

身心俱疲並非正式的醫學診斷，但它是很有用的概念，因為很直覺、很好理解。它指出，你的負荷已經超出極限。壓垮你的，往往只是微不足道的小事——平常的通勤上下班、一場小爭執，或是你本來可以輕鬆應對的壞消息——然而，在今天當下這個特殊時刻，它突然讓你徹底崩潰，就像最後一根稻草壓垮了駱駝。

我將精疲力盡比喻成「疲勞性骨折」（stress fracture）。如果人走了非常長的一段路，途中腳掌的長骨（long bones）可能出現壓力性骨折。這並不是因為他在某個瞬間跌倒了，而是因為持續、一步一步的重擊，長時間不斷累積，直到有一天骨頭就裂了。疲勞性骨折往往是在結束長程步行後才變明顯的，當他開始發現腳上的痛不只是因為走太久產生的痠痛。不久之前還能走上好幾公里的人，短時間內已經變得舉步維艱。精疲力竭也是如此。真正造成問題的是，日復一日的壓力累積——持續的衝擊與消耗逐漸堆疊，直到某個時刻突然啪的一聲斷了。那個瞬間可能是一場突如其來的恐慌發作，就像薩米爾的經驗，也可能是一場無法控制的情緒崩潰，一早醒來完全無法面

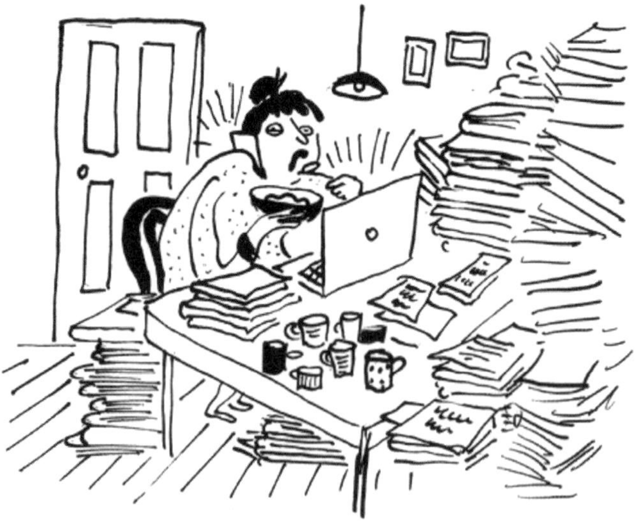

對工作，甚至只是看到滿滿的收件夾就覺得喘不過氣。症狀或許不同，但核心問題卻一樣：那個曾經總是做得又多又好、讓人依靠的你，忽然之間什麼都做不到了。

提姆．坎托佛（Tim Cantopher）醫生的經典著作《如果你想把全世界扛在肩上，憂鬱症就會找上你》（*Depressive Illness: The Curse of the Strong*）[7]探討了精疲力竭的本質。這可能是我最常推薦給患者的專書，因為會陷入身心俱疲的人，往往會對發生在自己身上的狀況感到十分困惑：「我不是那種會得憂鬱症的人！」他們這麼告訴我時，我總是想著：他們**確實**就是最容易陷入憂鬱的人！關於精疲力竭、憂鬱和焦慮，他們還有許多必須學習的，而坎托佛醫生的書將讓他們受益無窮。他稱之為憂鬱症，他說的沒錯，不過跟據我的經驗，焦慮也是身心俱疲的人顯著的特徵。

許多陷入精疲力竭的人之所以無法及時覺察自己的身心狀況，是因為社會對心理問題仍有極大的汙名和偏見。多數人認為憂鬱或焦慮是軟弱的表現，所以得出結論：堅強的人不應該會得憂鬱症。但事實上，會陷入精疲力竭的人往往是那些堅強、能撐住重擔的人。說到「壓垮駱駝的最後一根稻草」，別忘了：駱駝可是能夠乘載非常沉重物品的動物，牠們不是弱者，而是強者！典型會陷入精疲力竭的人，幾乎都是這樣的強者。他們努力工作、對自己要求很高、解決別人的問題。他們往往是家庭的核心，是所有人的依靠；當情況變得艱難時，他們不會停下來，只能加倍努力。他們關心自己的工作，不擅長把工作分派給別人，可能是因為他們相信親力親為是完善事情的唯一方式，或者是出於責任感，總覺得麻煩別人不好。他們通常做照護工作，或是擔當責任重大、壓力沉重的職務；有些人甚至無償肩負家庭中大量的照護責任。他們可能要照顧逐漸退化的年邁父母，或者養育需要特別關注的孩子，抑或是經常蠟燭兩頭燒。最關鍵的是，這些人並不是刀槍不入。他們在意別人怎麼看自己，他們希望自己有好的工作，受別人喜歡，因此他們對批評很敏感，而最殘酷的批評常常是自己。

情緒恆定性

理解精疲力竭的另一個方式是，思考我們承受壓力時，通常會發生什麼事。當我們感到緊張時，情緒自然會受到影響，但終究會恢復。身體在許多系統中都有這種自我協調的機制，它喜歡讓任何事回復到正常狀態；醫學稱為「恆定性」（homeostasis），這個名詞源自希臘文，意思是「維持相同」（staying the same）。

恆定性是身體保持健康的方式，表現在任何面向，像體溫、血糖值、甲狀腺功能（thyroid level）、水分狀態（hydration status）等。每當有些因素導致其中的系統改變，身體就必須啟動各種機制，像賀爾蒙、行為改變、神經脈衝（nerve impulse）等，讓系統恢復平衡。所以我們應該也不會很驚訝，情緒也是以類似的方式運作。當某件事發生，引發壓力或興奮時，我們的情緒將會持續受影響一段時間，但經過一到兩天，最多一週內，情緒經常就會回到底線。

然而，就像身體其他系統一樣，有時體內平衡機制也會失靈。糖尿病（diabetes）就是明顯的例子：原本血糖受到嚴密的控制，但當系統失去平衡時，血糖就會不受控的飆升。情緒的恆定機制比血糖控制更複雜，但我們可以看到出現類似的情況。當壓力一再襲來，我們沒有足夠的休息時間或支持系統幫助自己恢復時，讓情緒回到原點的能力，就會漸漸失靈。我們可能會感覺自己好像到了某個回不去的臨界點，有東西破掉了。

圖8.1：情緒恆定性與壓力

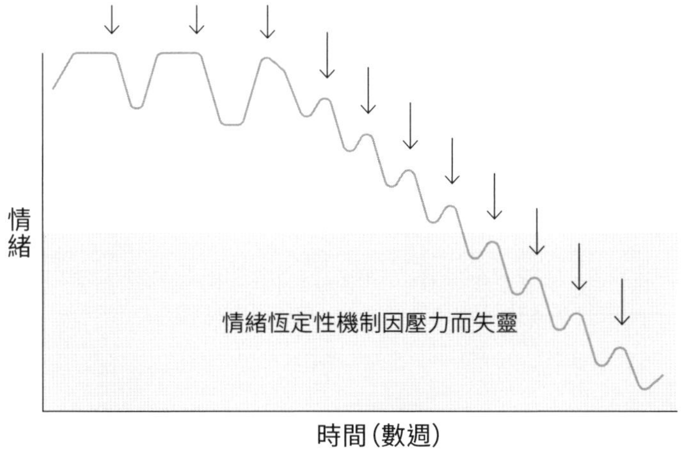

圖8-1描述了這樣的狀況。圖中線條呈現某人在一段時間內的情緒變化，而箭號代表壓力的發生。一開始，雖然有壓力，但發生壓力之間的間隔夠長，情緒還有機會恢復，重新回到平衡狀態。但隨著壓力出現的頻率變高，恢復的空間愈來愈小，情緒逐漸無法回彈，直到某一刻崩潰，整個人被壓力徹底壓垮。這就像被過度拉扯而失去回復原狀的彈簧。雖然有可能復原，但不能操之過急，而且需要外援。

好壓力、壞壓力，以及太多的壓力

這並不是說有壓力總是壞事。有一種壓力是好的，它讓我們早上不至於賴床，能激發我們的活力與衝勁，並且在我們成功應對壓力時，會獲得成就感。

另一張值得參考的圖是8.2。這張圖展示了壓力如何改變表現（無論在家中還是工作上，我們表現得如何）。如果我們完全沒壓力，那麼就不會有出色的表現，因為缺乏目標與動力去努力。而當我們開始承受壓力時，表現會漸入佳境，開始邁向高峰。然而，過了巔峰後不久，我們的表現不會再隨著壓力增加而提升，甚至會停滯、輕微下滑，但表現仍然良好。這個階段可能會持續很久，外表看來一切如常，但表現趨於穩定；我們愈來愈不像卓越成長，而只是勉強撐著過日子。這個階段的風險是，外表看來一切安然無恙；我們準時交出工作成果、達成目標、把家裡照顧得井然有序；似乎沒有人留意到情況已經有所不同。

在這個時間點，如果我們能夠認清自身承受的壓力，並且採取應對行動（我們將在第10章詳加探討），那麼我們就有機會回到正軌，重新進入茁壯期。然而，如果我們忽略了各種警訊，那麼有一天，我們很可能在沒有預警的情況下，開始下墜。這種下滑的階段通常來得突然，幾乎毫無預兆，就像墜落懸崖般，而且當我們跌到谷底時，只會茫然地自問：到底發生了什麼事情？

我們不能把壓力和努力工作混為一談。你可能非常努力工作，卻樂在其中，絲毫沒有精疲力竭的跡象，而且反而生機勃勃，因為這讓你感到充實。另一個角度來看，你可能找不到足夠的工作，而成為一大壓力的來源。生活中有些事，別

圖8.2：壓力與表現

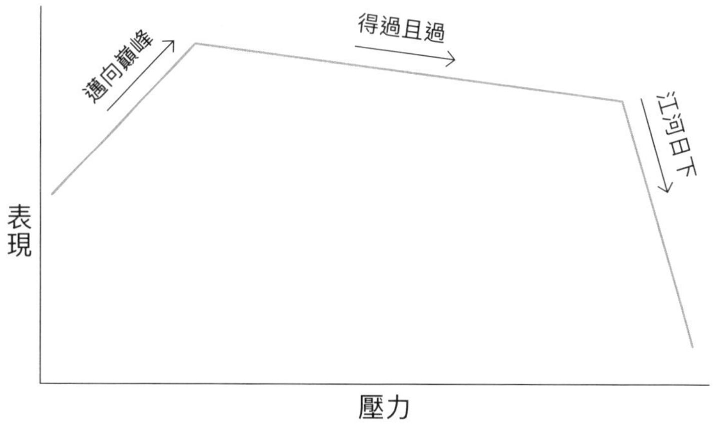

人可能覺得是難以承受的壓力，但你卻能輕鬆應對；但有些看起來微不足道的責任，卻可能讓你喘不過氣。

認出自己的狀態

Instagram上觀看次數最高的貼文主題，就是關於精疲力竭。撰寫本書時，那篇貼文已經超過四百萬次的觀看。我會盡量回應貼文底下的留言，因為我很喜歡與讀者的互動，也從他們的回饋中學到很多。那篇貼文突然爆紅的原因，只有Instagram的演算法知道。那個週末留言湧入的速度快到我差點回覆不完，而我也心力交瘁了！

最後我才驚覺其中的反諷意味，而聽從了給自己的建議，放慢腳步，告訴自己：沒關係，我不需要回應每一則留言！但最有趣的是，底下留言中有非常多人表示，那篇貼文完全說中了他們的心聲；他們不太確定該笑還是該哭，但「我被看見了！」這樣的留言比比皆是。毫無意外，第二常見的留言是：「這根本是我，那我該**怎麼辦**?!」這是一個非常重要的問題，我將在接下來的三個章節詳細回答。不過，現在先提供兩個很重要的原則，當成開始。

以開放的心態認識焦慮

當我推薦坎托佛的著作時，看到有這麼多人購買和閱讀，感到很欣慰。這或許不令人意外，他們迫切想搞清楚自己究竟出了什麼問題，幾乎願意嘗試任何可能有幫助的方法。許多讀者驚訝地發現書裡的描述精準得嚇人（有些甚至因為太過震撼，而暫時合上書本！），而這正是處理身心俱疲的第一步：去了解它，且挑戰你過去的偏見，了解也許正是你的堅強讓自己成為出色的人，卻也同時容易遭受精疲力竭。去了解這個事實是沒有問題的。

尋求協助

假如你屬於我描寫的那一類人，那麼你不會是擅長尋求幫助的人！然而，求助是你康復的首要步驟，而且你的醫生往往是最好的起點。你不需要知道醫師能做什麼，甚至可能懷疑他們能做什麼，無論如何，去求診吧。

如果你從來沒有經歷過任何心理健康的困擾，你可能會覺得不值得跑一趟家庭醫師。你習慣在咳嗽或背痛時才去看醫生，可是像這樣的狀況？你不確定人們會不會因為這種問題去看醫生。也許你會想知道，其實一般家庭醫師一天當中，有二五％到四〇％的看診時間是在處理心理健康相關問題。我們看過的案例比你想像的多，而且不會因此感到為難。更重要的是，我總是很驚訝於：光是來診所談談身心俱疲，還沒開始展開任何治療，就已經能夠啟動復原的過程。承認自己有問題、決定要做點什麼，本身就具有療效。就算你現在完全不知道是什麼導致了精疲力竭，也沒線索掌握下一步該怎麼辦，更不了解有哪些治療方式，單單只是知道自己不孤單，並且願意做**什麼**，就可能帶來驚人的改變。

那麼，這個行動看起來是什麼？醫生可能會提出什麼建議，並且你可以採取哪些具體的復原步驟？這些都是很重要的問題，我們將會在下一章開始深入探討。

第9章 我心力交瘁請假了接下來該怎麼做？

也許請一個禮拜也沒那麼糟吧

「或許我真的需要休息一下，請個假，一個禮拜就好。」莎夏終於對自己這麼說。「對，一個禮拜，我休一週應該會好一點。」

她好不容易才走到這一步，光是想到要跟公司說自己不會去上班，胃一陣翻騰；但她知道自己不能再這樣下去了。她擔心堆積如山的待辦事項，覺得把工作丟給同事真的很過意不去。大家本來就已經焦頭爛額了，這種時候她卻還要請假，真是雪上加霜。她不知道自己該怎麼面對主管，或不確定對方會有什麼反應。

莎夏為了不讓自己那麼愧疚，努力說服自己：「只是請一週而已，應該沒那麼嚴重。」一週應該就夠了吧？但一想到一週後的收件匣會變成什麼樣子，她就感到一陣恐懼，還是別去想比較好！

• • • • • • • •

如果你對上述情節感到熟悉，那麼你並不孤單。莎夏這個例子綜合了許多我曾遇過的患者經驗，他們在真正接受需要請病假的念頭前，內心總經歷了漫長的掙扎。有些人在來找我看診之前就已經經歷過那種煎熬，最後我看他們沒有其他選擇，只能請假；而有些人還在那條路上，還無法完全接受自己真的需要休息。雖然他們的過程類似，但每個人的旅程獨一無二。不是每個人都需要請假；有些人不需要全面停工，只要調整做法，就足以讓他們找回前進的方向（就像前一章說的，他還處於懸崖邊「掙扎」的階段時就尋求了幫助，還沒掉進上一章所說的「墜落」狀態！）。而對另一些人來說，請假根本不可能，因為他們並非從事支薪的工作。即使到了二十一世紀，年幼的孩子與年邁的父母不樂見我開出的醫生證明，而且似乎對就業法律漠不關心。我們必須更有創意地思考，如何幫助這些人找到屬於他們的休息方式。

不過，對許多人來說，請假是他們不得不邁出的第一步，也是必要的一步。

問題是接下來怎麼辦？你拿到了醫生的診斷證明，也打電話跟主管說：你暫時不會進公司；但現在呢？你該做什麼？如果你得流感，大概會知道該怎麼處理：吞止痛藥（paracetamol），窩回床上繼續難受地躺著！如果是摔斷腿，你會拄著拐杖，一邊做復健，一邊等它痊癒。如果你是剛動完手術或得了盲腸炎（appendicitis），不難想像怎麼請假、怎麼休養；但如果是因為精疲力竭而請假，那你該怎麼辨呢？你看起來沒有生病，也不覺得需要一直躺在床上；止痛藥幫不上忙，你身上也沒有石膏、繃帶，沒有任何一眼從外觀上就能看出生病的線索，來證明自己真的需要休息。你也沒辦法拿出抽血報告或檢查結果來指明、解釋自己的困境。你覺得累壞了，腦子一團混亂，無法集中精神，而偏偏就在這種時候，你還得去思考那我現在該做什麼，這簡直讓人更焦慮！

休息

你現在最需要做的第一件事，可能就是真正的休息，而且是徹底休息。把你的電子郵件設成「自動回覆」（或者請別人幫你處理，如果你沒辦法靠自己做到的話）；清空行事曆中所有讓你感到有壓力的安排，只保留那些你真的享受的活動；暫時離開社群媒體；從日常的喧囂中退開；把重心放在好好吃飯、好好睡覺、做緩和運動，以及和你愛的人在一起。

如果你對完全休息是否真的是從身心俱疲中恢復的第一步感到懷疑的話，不妨問問自己：如果你是剛從醫院出院，不管是因為肺炎（pneumonia）還是開完大手術回家，你會怎麼做？你一定會讓自己休息，可能會花很多時間窩在沙發上，看那些不傷腦筋的節目，比平常懶洋洋得多；你會暫時不去想那些想要達成的任務，願意接受關心你親友的幫助，慢慢讓身體康復。你或許無法看到身心俱疲的傷，它不像動手術那樣留下明顯的疤痕，不在肚子或腿上，但它一樣真實，一樣需要被尊重地對待。

等你真正休息過後，你將可以開始看清楚森林中的樹木，而且將會知道下一步要怎麼走。而第一步就是重新評估：你可能需要多少時間來修復自己，才有能力回到工作中。我首次見到因精疲力竭前來的人時，很難判斷他們會需要多少時間請假休息。通常我會先給他們一到兩週的病假，再安排時間回診，而且我發現這段期間的結果可能有兩個方向：有時只要短短的休息，就能帶來很大的轉變。一切像是重開機，短期內的危機獲得緩解、工作做了些調整，這一小段時間的離開，反而成了最關鍵的修復期。

更多時候，人們往往是在真正停下來之後，才發現自己究竟有多累。長期支撐著身體危機狀態的腎上腺素一旦退去，潛藏在表面下的真正耗損才會完全顯現。允許自己休息似乎反而讓人崩潰了，但事實上，崩潰本來就在發生，只是早晚的問題罷了。好消息是：恢復是常態，前景也相當樂觀。這個過程需要時間，而在這個時間點，我通常預期至少休息兩到三個月，很多情況則需要休息接近六個月，暫時遠離工作環境，才能真正修復身心。但我們可以對未來抱持信心，你一定能回到工作崗位，並且重新發揮你的能量與價值。你可能會對我說幾個月，而不是幾週，而感到驚嚇，當然有時不需這麼耗時，但比起因為罪惡感而勉強回去工作，真正等到自己準備好、痊癒得差不多再回去，才是對自己最好的選擇。很多時候，只有當我們真正放下工作，才可能讓自己好好休息、好好復原，然後在未來某一天，再次拾起工作。

減壓

在你恢復的過程中，有件事非常重要，那就是不只要遠離導致你身心俱疲的壓力活動，還要放下對活動的焦慮與牽掛。你需要從「我不在，事情一定會愈堆愈多，等著我回來收拾」的恐懼中釋放。

我壓力大時，常常會做重複出現的夢，它提醒我：工作的焦慮有多多折磨人。在夢裡，我嘗試準備要開始看早上的門診，但總有各種事情打斷我，導致我一直無法叫第一位病人進來診間。每當有一位新病人抵達，電腦系統的名字旁邊就會出現一個「A」，代表他們已經報到；而在我夢裡的清單就是一直冒出「A」「A」「A」……卻從來沒有人變成「S」（seeing，正在看診）或「L」（left，已經離開）！這個夢稱不上是惡夢，但絕對也不舒服！如果夢裡有人走過來拍拍我肩膀，跟我說「你看起來很累，休息個半小時吧」，那只會增加我的問題，因為我知道當我休息回來時，「A」的數量只會更多！然而，真正能幫助我的，是有人願意幫我把門診的病人處理掉、幫我扛起一部分看診的責任。如果你即將因為身心俱疲而請假，你需要知道「A清單」不會在你不在時變長。你需要知道：你暫時不用看信箱，因為有人會幫你擔負責任；你不在時，不會有什麼重要任務被擱著，等你回來善後。要做到這點或許不容易，因為這意味著你要放手，而放手這件事，也許剛好不是你的強項！

我們很容易想像自己不可或缺，而我們的心理健康與自我偶爾會提醒我們不是，這樣很好。我記得幾年前，我正承受巨大的壓力，手上的事情多到滿出來，接下來的一整週幾乎沒有一刻是空閒的。每個時段都安排了重要的事，而且每一件我都覺得非做不可。我希望能取消某些安排，讓那週時間空出來，不要那麼緊繃；但我最後得出的結論是：這些事情都太重要了，我哪一件都不能缺席。然後，

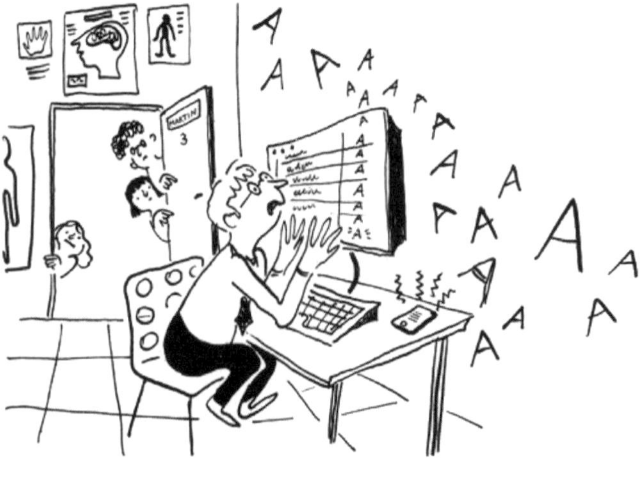

就在那個特別忙碌的週一早上，我接到一通來自美國的電話，我妹夫打來說，家裡出了狀況，一場突如其來的家庭危機讓一切天翻地覆。到了星期二早上，我已經坐在飛往美國的班機上，而我原本行事曆上絕對無法取消的每一項任務，全都被取消了。那一刻我真的學習很多，因為那些原本看起來重要的事情，居然在我缺席的情況下都順利完成了！其他人補上了空缺，或者他們原本就在那裡，而我的角色也沒有那麼不可或缺。發生一件真正重要的事才讓我明白：自己不是世界的中心，而且每天的代辦事項通常也似乎不像往常那麼重要。

你需要設法減輕自己現在承受的壓力，這不僅僅包含你在職場的工作責任，還有你在生活中其他層面的負荷。如果你從有薪工作請了假，卻仍然在籌辦青少年足球隊、教會活動的餐飲總召，或是每週花時間為政黨拜票，那麼，這樣的休息沒辦法讓你真正放下壓力！你需要自問以下三個關鍵問題，看清楚哪一些責任是該放下的：

1. 這個角色我真的非做不可嗎？（當然，有些角色像父母、照顧者是你無法卸下的責任。）
2. 這個角色會讓我充電和幫我復回，還是會讓我更累？有時一些外部的角色反而具有療癒性，但回答「會」之前，請非常誠實地面對自己！

3. 如果我需要持續這個角色，有沒有什麼方式能讓它輕鬆一點？我能不能請人幫忙？或者改變做法，讓它不再那麼耗力？

你會知道自己開始減壓了，當你感覺心裡有一絲輕盈。你可能仍覺得疲憊，仍焦慮或提不起勁，但肩上的某種重量被拿走了，這種感覺可能是你一段時間沒體會過的。

調整節奏

坎托佛在著作中，提到身心俱疲時，談及「房中吸塵器」的訊號。他請讀者想像：如果你正準備吸地毯，但才吸到一半就感到筋疲力盡，那麼你會怎麼做？你能夠暫停吸塵、坐下來休息一會兒，等恢復體力再繼續嗎？如果答案是肯定的，那他對你的康復感到樂觀，這表示你能掌握自己的復原狀況。但若你給出的答案若是否定的，那麼他會擔心你還沒真正學會如何照顧自己。至於回答：不只要把整間房吸完，還要把整層房子都吸完才行的那些人來說……他們還有很多工作要做！

在任何重要疾病的恢復過程中，調整節奏是關鍵，無論是面對身心俱疲、肺炎、重大手術後或長新冠。如果沒拿捏好，可能會一天做太多、隔天就疲憊不堪，需要恢復；又或者太怕累過頭，什麼都不敢做，導致狀況無法控制。我喜歡和病人談「七五%法則」。想像你每天早上醒來時，有固定容量的能量，目標就是只使用其中的七五%。這樣一來，就算中間估計失準或當晚臨時出現突發狀況，必須把注意力放在那裡，也還有餘裕應對，不會挪用隔天的能量，造成透支。但你還是必須**做點什麼**，你並不是只用了二五%的能量而停在原地，你只是用一種溫和且不過度的方式，慢慢推進你的康復旅程。你甚至可以想像把一天切成幾個能量區塊，每個時段都試著使用七五%的能量後就先休息。每一次你應該可以對自己說：「我其實還能再做一點，但如果繼續下去，應該就會太累了。」

內疚感

許多在職場中耗盡心力、身心俱疲的人，在做出行動時，往往感覺到強烈的內疚感（guilt）。內疚是很常見的情緒，但它其實是糟糕的領路人，而且很少告訴我們真正該做什麼。它和懊悔（remorse）是完全不同的。懊悔是當我們做錯了事、希望補救時出現的情緒，它能成為重要的指引，帶領我們適當道歉、修正錯誤、修復關係。然而，內疚呢？就算你什麼都沒做錯，也會跑出來指責你。內疚感讓你覺得很糟，讓你背負根本不是你該負的責任，然後引來它沒有用的好夥伴：責怪（blame），一起壓垮你。如果你因為一邊拚命工作、一邊週末狂歡，還靠藥物支撐身體去維持這種高強度生活，那麼，也許你需要懊悔！但對多數正在閱讀這一章的讀者來說，你現在感到內疚，是人之常情，但這不代表你有錯。它們是常見的情緒，而且承認這些情緒的存在有幫助，但你沒必要遵照它們的方向行動。內疚常會導致我們過度思考、過於放大問題，然後陷入對康復沒幫助的擔憂漩渦中。當你發現自己因為發生了什麼事情而感到糟糕時，且因為對他人的影響而覺得內疚時，請允許自己感受這一切，但接著轉移焦點，將重心放在從感到內疚到什麼才是我現在真正需要的，較能幫助自己。

日常規律很重要

當你被醫生開立病假單、暫時離開工作崗位時，最讓人難以適應的事，就是失去了日常的規律。這麼做可以讓我們休息和恢復，因為不必再為了準時上班而趕著出門，但同時也會失去了工作經常提供的作息安排架構。如果你不用在星期一早上起床去上班，你會幾點起床？當你滿滿的行事曆突然清空時，你整天要做什麼？

日常作息對心理健康非常重要，因此在復原的過程中，最重要的事情之一，就是重新建立屬於你的生活節奏。將鬧鐘設在固定的時間起床，接近你上班時的作息，但如果你本來的工作原本是輪班制或清晨就得出門，當然可以調整成較適合的時間，但要避免天天賴床到中午。

只要你有精力規畫復原活動，可以開始在行事曆裡安排簡單的活動，例如：固定時間的散步或運動、去採買食材、約朋友喝咖啡。這些看似瑣碎的事，會輕易幫助你避免整天渾渾噩噩、失去動力，也能促使你去做那些你知道對自己有幫助、但卻常常拖延的事。舉例來說，如果你總等到有動力才想去運動，那可能永遠都等不到。但如果你把運動時間放入行事曆，那麼就有很高的機會真正實踐它。你或許想要保留工作日和週末的節奏感，例如如果你以前週末會稍微賴床，那在復原期間也可以保留這樣的儀式感。這不僅幫助你維持熟悉的生活步調，也讓你保有期待週末的愉悅感。

上述做法除了幫助我們建立一天的節奏之外，維持規律的生活作息也是維持睡眠品質穩定的關鍵。當你不再有必須早起的壓力時，很容易會待在床上太久，也許是太早上床或賴床賴到中午。久而久之，整個睡眠節奏會被打亂，以至於晚上翻來覆去、輾轉難眠，或是愈睡愈晚，導致每天中午才起床。我會在第15章談更多睡眠與睡眠節奏的調整。如果這正是你現在最苦惱的問題，也許你可以先翻到那裡閱讀，再回來繼續此處的內容。

考慮接受心理治療

我會在第17章討論談話治療（talking therapy）。不過現在，我只想邀請你挑戰治療的一些嚴肅想法。人們常對對我說：「我覺得自己真的不太需要心理治療吧。」或是：「只是聊聊，真的有用嗎？」我想，我們需要挑戰這些觀念！試著不要想自己需不需要、值不值得來衡量要不要做心理治療。當然，也許你不靠治療也能慢慢好起來，但這不是一場比賽，沒有人會頒獎給那個不靠任何人幫忙自己撐過來的人。你詢問自己的問題更簡單：「心理治療對你有沒有幫助？」如果你正經歷身心俱疲，那答案幾乎可以確定是：有！你也許忽略了身體已經在發出求救訊號，也還在學習如何照顧自己而不覺得自私（這可能是你最深的恐懼之一），而你接下來的修復旅程也會需要引導。有人願意陪你走這段路，不是很值得一試嗎？

如果你看不出來，談話治療能產生改變的話，那麼你不是唯一這樣想的人——很多人都這樣告訴我——多數人對心理治療的保留態度，往往來自誤解：我們低估了想法、情緒與身體三者密不可分的連結，也忽略了了解這三者緊密結合的整體運作所獲得無比強大的力量。我們能想像，畢竟我們一輩子都活在自己的大腦與身體裡，應該不需要別人的幫助吧，但其實這是錯誤的假設。如果一位網球神童表示：我會打網球啊，為什麼還要找教練？我們多半會笑笑，然後建議他，還是找個教練吧！同樣地，如果你從沒嘗試過談話治療，對它的「效果」半信半疑，那我會用最溫柔的方式挑戰你：不妨冒險看看，試試看也沒關係！

藥物也可能有效

我會在第18章詳細討論藥物；這裡先簡單說明：從精疲力竭中完全康復是完全可能不依賴藥物的，但有時過於緊繃或覺得身心枯竭，或過多情緒壓得你喘不過氣來時，便無法將計畫付諸實現。你或許知道需要在週間建立日常規律、調整睡眠，甚至開始接受治療，但大腦卻根本無法幫你動起來！這時抗憂鬱藥物可能能發揮作用，幫助你先把整體症狀壓下來，讓你能開始規畫自己的復原之路。

投入新活動──那些有助於復原，而不是非做不可的事

一旦你已經經過初期的休息階段，並且確保自己有一段不用擔心信箱堆積的空間後，你就可以開始思考什麼能幫助自己恢復。你將需要在每一週安排什麼活動，它們看起來應該像什麼呢？你現在填滿時間的活動，或許看起來和感覺起來，跟你先前精疲力竭習慣運作的活動有很大的差異。你過去習慣把時間填滿，是為了完成各種任務，拚命把事情塞進早已擁擠的行程裡。但現在，你需要的是能幫助自己復原的活動，而不是那些等著你去解決的任務。這些活動可能是你真正喜歡做的事！在請病假期間做自己喜歡的事，可能會讓你感到有點過於享受、甚至有點罪惡感，但別忘了：你對雇主的責任，不是逼自己繼續低落、拖延康復，而是做任何有

助於痊癒的事。你可能得習慣這個事實：如果你出去散步或打場網球，可能會剛好遇到同事，而他們可能無法理解運動在康復中的重要性。不過，如果你為了避免這樣的目光就選擇躲在家裡，也不能幫助自己。

這些活動看起來是什麼樣子，是非常重要、也是非常多面向的問題。因此，接下來整整一章，我都將專注於試著回答這個問題。

第10章 從身心俱疲到恢復健康 喚醒右腦的力量

如果你想學習畫人像，有一個非常實用的練習方式，就是試著把畫像倒過來畫。這聽起來似乎不合理，但這是許多藝術老師常用的技巧，特別是教導初學者畫人臉時。

有趣的是，倒過來畫會讓你覺得既熟悉又陌生。你知道自己正在畫一隻眼睛，但它看起來卻不像眼睛，而且所有線條的方向也不對。一開始這麼做會讓人感到不安，但一旦你慢慢習慣這種怪異的感覺後，你的大腦開始專注於觀察最基本的形狀。這時你不再去想那是眼睛還是鼻子，而是專注於線條的長度、彎曲的角度、線與線之間的空間形狀。

這個練習的目的是讓你突破大腦左半球的主

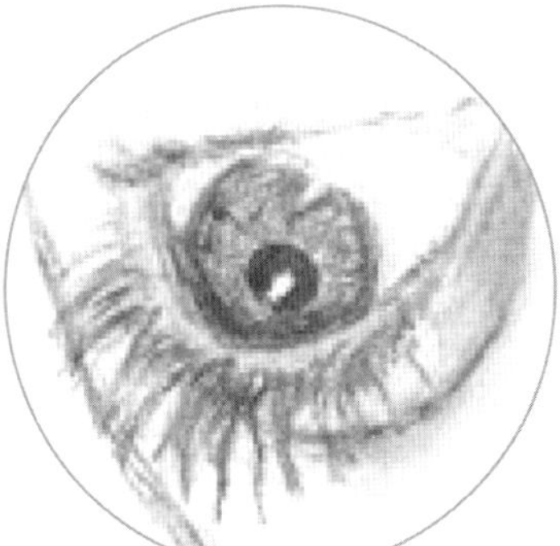

圖10.1：畫中虹膜與瞳孔的形狀古怪，幾乎未曾是完美的圓形

導。左腦掌管語言功能，我們可以想像它總是不停說話，急著完成一件事，接著再做下一件。當我們用左腦試圖畫出像臉這樣熟悉的東西時，以語言為主的專注力與急躁的主導傾向，往往會帶來極大的挫折感。左腦會告訴我們，它知道眼睛看起來像什麼，於是我們畫出自**以為**應該看見的樣子，而不是實際上眼前所見的細節。舉例來說，我們的知識會告訴自己虹膜是圓的，但當我們看著畫像中虹膜的實際形狀時，它幾乎從來不是一個完整的圓形，它的上下兩端通常會被眼皮的線條遮住。同樣地，瞳孔理應是個完美的圓形，但在現實中，它往往會因為反光而缺了一塊。左腦在試圖臨摹這些圖像時會忽略這些細節，但它又能察覺到畫出來的東西「哪裡怪怪的」，這就導致了挫折感。

右腦可以被視為大腦較抽象的一方；它不是語言中樞，因此較沉靜、感官導向，更擅長觀察細節，例如條線的弧度與長度或兩條線之間的留白（negative space）形狀。當我們把圖片倒過來看時，左腦不再將其辨識為一張臉，它就會冷靜下來，不再指手畫腳地告訴我們應該看到什麼；這時我們才有機會讓右腦接手，專注於實際看到的線條與形狀，因此反而能畫出更準確的圖像。

我一向對使用科學術語來佐證某個觀點保持謹慎，因為這只是讓人顯得聰明的懶人做法。那麼，左右腦**真的**像我們說的那樣運作嗎？說實話，我不知道。當然，左腦通常掌管語言，而右腦則與空間感知比較有關；至於更深入的差異，我沒有把握，但這並不妨礙我們去體會差異的存在。然而，身為一個熱愛畫人像的業餘畫家，我想說的是，我感受到自己的大腦有兩種運作模式。畫圖時，我有時會發現自己想太多、太著急；而有時我會進入「心流」（the zone）狀態，放鬆而專注在每一道線條、每一個形狀上。在那樣的時刻，我不僅最放鬆，也同時是藝術家最好的狀況。

不論我們怎麼思考左右腦的科學理論，可以確定的是，我們都經驗過大腦不同運作方式的感受。有時，我們腦中塞滿焦慮或激動的念頭（或激勵的念頭，我們不應該把左腦都當成壞地方！）；但也有時腦子彷彿慢了下來，正如我們能全神貫注在正在著手的細節上。那種進入「右腦模式」感受的特色，常常是我們被一件事完全吸引，經常覺得時間彷彿停止了。當我們處於心流狀態時，很難分心去煩惱；因為大腦正忙著當下，沒有空再處理其他的雜念。事實上，如果這時你叫我們想一件讓人焦慮的事，我們可能沒辦法，因為我們的注意力早就被眼前的任務牽引走了。這也是為什麼當我們沉浸在右腦活動時，常常會忘記要開烤箱，或讓烤箱開太久，或錯過預約。如果你要去接孩子下課，最好記得設個鬧鐘，才不會讓他們在學校門口乾等！

我們可以這樣說：當沉浸在類似的活動裡時，會對情緒帶來很深的正面影響。右腦活動能撫平煩躁，幫助我們暫時放下憂慮，獲得真正的喘息。它也能幫助我們停止反覆思索、停止過度擔心，讓視野從內心的煩惱轉向外在的當下。總而言之，右腦活動對我們真的很好！所以，現在請你問問自己：什麼是你的右腦活動呢？

學習辨識、練習並欣賞這些右腦活動，對於舒緩廣泛性焦慮來說尤其重要。因為這種焦慮不限於特定情境或觸發點，而是如影隨形地伴隨著我們，不管我們正在做什麼。廣泛性焦慮可能是你一直以來知道和習以為常的狀態，或者是精疲力竭的特色。不管是哪一種，都值得我們正視。

那麼，我們要如何找到進入右腦世界的方法呢？

找到你的右腦活動

右腦活動的最大特徵是你會沉浸其中，當你做這個活動時，幾乎無法分心去想其他的事情，而整個過程都會讓你感到平靜。每個人適合的活動不同，而且也不一定是與藝術相關！

我曾經長年與一位家醫科醫師共事，她總是在從事戶外活動時，最能進入這種狀態，通常是跑步或騎車。她一跑起步來，整個人就完全沉迷，經常忘記時間，有時甚至會忘記自己跑到哪裡！如果你問她跑步時都在想什麼，她也說不出所以然，除了覺得在戶外運動的感覺真好之外。我自己曾在很多年前參加馬拉松訓練。我花了很多時間覺得很無聊！我總是不知道該想什麼，腦袋會自動跳進一連串算計裡：我現在跑了多遠？速度有多快？還要多久才跑完？如果維持這個配速，我大概幾點能跑完馬拉松？如此這般，沒完沒了。整趟跑步下來，我根本困在左腦的模式裡！這不代表跑步對我一點幫助都沒有，但並沒有像對我同事那般，為我的大腦帶來真正的休息。

但你要是給我一把園藝剪或一支鏟子，讓我在花園裡自在揮灑，那就完全是不一樣的故事了。只要一拿起鏟子，我腦中就只會想著：這裡要除草、那裡要移植、這邊該修剪、那些要整理。我常常還沒做完一區，就被另一區吸引過去，經常搞丟工具，因為做事時臨時放在手邊了，下一秒就被別的角落吸引走，根本沒注意放到哪裡去了。但天啊，園藝真的對我好有幫助！每當我感到有點壓力時，只要在花園裡待上短短半小時，整個人的感受就完全不同。而且現在我知道為什麼我這麼常弄丟工具，心裡也比較釋懷了！

對許多人來說，他們的右腦活動是運動，比如跑步、騎腳踏車或游泳，或者是參加團隊運動。想讓大腦平靜，不一定代表身體也得靜下來！英國維多利亞時代的首相威廉・葛萊斯頓（William Gladstone）就以砍樹來紓解他（比一般人還多）的焦慮而聞名。這方法對他個人很好，雖然對樹就沒那麼好了！據說他收到來自世界各地的斧頭，大家都知道這對他有效。對其他人來說，音樂可能是進入右腦狀態的絕佳途徑，不論是聽音樂，還是親自演奏都行。

創造性的活動經常能讓大腦進入休息模式，這當然包括藝術創作，但也可以是簡單的著色、縫紉、編織、木工、烘焙、下廚等。愈是為了單純享受而做，而不是非做不可的事，愈能讓人放鬆。一旦出現了截止期限或完成的壓力，活動的療癒效果就會減弱。而對某些人來說，特別是那些日常工作強調效率與任務完成的人，最適合他們的放鬆活動，反而是不需要達成或創造什麼的事情。學會單純坐在花園裡賞鳥的技能，便擁有巨大的療效。

最終，你可以問問自己：哪些活動會讓你全然投入、沉浸其中？哪些活動在完成後，會讓你感到更平靜、更放鬆，甚至更完整？

左腦式的轉移注意力

有時當我們陷入過度思考、無法自拔的焦慮循環中時，需要找到轉移注意力的方式，但我們或許當下沒有創造力！那該怎麼辦？這時，左腦式的轉移注意力方式就派上用場了，我們或許會想到像玩電玩、解字謎、滑手機、滑社群媒體。無須質疑，這些都能幫助我們釋放煩惱，因為這類活動經常很容易進入狀況、你不需要太多努力就能投入。它們正好吸引我們運轉快速的左腦。不過，關鍵在於思考你完成這些左腦式轉移注意力活動之後的感受。如果這些事讓你更放鬆、更能放下煩心事的話，那麼它們可能就能當成你自我照顧的一部分。但如果你發現，結束後反而更加焦躁、緊繃，或是一停下來，焦慮立刻湧上心頭，那也許你可以考慮尋找更適合自己的好活動。我會在第15章的睡眠主題中，更深入探討。

用右腦活動，幫助紓壓

如果我們想利用右腦活動來幫助自己在壓力過大時放鬆，那麼需要準備適合不同情境的各種紓壓活動選項。園藝一直是我紓壓時最愛的活動之一，但如果外面正下雨或天已經黑了，就派不上用場。我也很喜歡畫畫，且知道這項活動能穩定情緒，但畫畫需要足夠的時間，才會覺得大費周章把畫筆拿出來值得，且當我睡不著時，畫畫也不是會讓我半夜跳起來做的活動。這就是為什麼，我們需要發展出一系列適合不同時間點、不同情況的右腦活動。有些包含身體活動，有些可以融入日常生活，有些適合整個下午來做，而有些則可以在短短五分鐘內幫我們調整情緒，甚至幫助我們在夜深人靜時關掉思緒、重新入睡。

善用右腦活動，打造生活節奏

我經常會和病人談到，確保生活中的壓力是可持續的。我們可以承受壓力，甚至承受很多壓力；我們往往還能在壓力中表現得更好。許多時候，我們無法迴避壓力，但重點在於確保我們是否能撐得久？如果無法持續，最終我們只會精疲力竭。讓自己每週固定有右腦活動的時間，是讓壓力變得可持續的一種方法。

如果觀察我工作週間的安排，一週有三天是密集的門診日，每天要工作12個小時，午餐也只是匆匆在電腦前解決，每一分鐘都無比珍貴。有時我覺得自己被壓力壓得喘不過氣。然而，我之所以能撐得住，是因為我還有週末，還有一週中兩天不在診所工作。雖然有時我仍得在家登入系統處理行政事務，這是現在家醫科醫師工作不可避免的一部分，但整體來說，離開診所的時間讓我能夠釋放累積的緊繃情緒，讓這樣的工作節奏得以持續。這段時間裡，我可能會寫作、教學，也可能只是單純地待在花園、散步或做些木工。如果沒有這樣的節奏安排，而是嘗試一週工作四天或甚至五天的門診，我懷疑自己能不能撐過六個月。

維持每週的節奏，是避免身心俱疲的關鍵所在。但真正困難的是：學習賦予右腦活動足夠的價值，在生活中真正實踐右腦活動。這些活動經常被我們視為沒有生產力、太過自我放縱，或者就是不夠急迫足以贏得我們的注意力。也因此，它們常常被我們放到待辦清單的最後。

緊急 vs. 重要

將所有事情依照對我們的重要性與緊急程度來分類，會很有幫助。避免混淆「緊急」和「重要」非常重要。緊急單純是指有時間壓力，也就是這件事是否需要我們現在立刻處理，還是可以稍後再處理；而重要則是衡量此事對我們來說，真正有多少價值。接著，我們可以思考四個象限所代表的類型，並學會如何處理它們。

我們更詳細地看看這四個象限。

緊急且重要

如果有件事緊急又重要，它自然會抓住我們的注意力，而我們也會心甘情願地被它抓住。我們不需要去確保自己注意這類事情，不需要花任何能量專注在這個象限，因為我們自動就會注意和處理它。以我在工作中的經驗來說，有一次實驗室打電話通知我一項異常的血液檢查結果。這件事非常緊急，我必須立刻處理，因為如果拖延，病人可能會有危險，同時它也夠重要，所以我願意打斷手邊的事情，馬上行動。

	緊急	不緊急
重要	自有辦法引人關切	需要特別關注
不重要	擺脫它們是有益的	斷捨離

緊急但不重要

這類事情需要盡可能減少。它們的確緊急，因為必須現在就立刻處理，但對我們來說卻不重要。我曾遇過最典型的「緊急但不重要」的例子，是剛開始在診所工作時的經驗。當時的慣例是，所有家庭醫師每週都要定期與藥廠代表會面，而這項任務總是在星期五午休時顯得特別緊急。藥廠代表已經在候診室等著要見我了，但這件事從來就不重要！我不覺得會面有價值，只是單純因為其他醫師也都在做，我覺得應該要配合，才一直照做。花了好一段時間，我們才逐漸意識到這並不重要，我們的時間可以用得更有價值（更別提這類會面容易產生受到藥廠影響的倫理問題！）。現在，我改為在星期五午餐時間和同事們聚一聚；我們可以短暫放鬆一下，關心彼此，聊聊週末的計畫。這才是我們大家都覺得真正有價值的活動！

不緊急但重要

這一類事情需要我們特別留意和關心，所有的右腦活動都屬於這一類。無論是運動、藝術創作、散步，或只是靜靜地坐著賞鳥，這些活動很少變得緊急，因為它們總會被延後、再安排。這些就是我們總是想做、真的想做，也知道做了對自己很好的事，但總是遲遲沒實踐，或者沒有像我們希望的頻繁發生。與家人朋友的高品質相處時光也屬於這個類別；還有像學習新嗜好，或是動筆寫那個一直藏在我們內心深處的小說也屬於這類活動。我們需要提醒自己，這些活動對我們很重要，給予它們足夠的價值，這樣我們才能確保它們不會被其他事情擠掉。有時將這些活動排進行事曆會非常有幫助，當排定成行程，它們就變得緊急，我們才真的會去做。這也是為什麼參加團體活動，像團隊運動或藝術課程會容易得多，因為這些活動會被正式排入日程表。

不緊急也不重要

這一類事情很少會真的擠掉更重要的事，但它們卻可能導致我們生活上不必要的雜亂。它們就像生活中的垃圾郵件，是我們不重視卻有時浪費時間去做或去想的事。比方說：一些我們原本該直接刪除，卻還是打開來看的電子郵件；又或者是我們每天反覆滑手機、查看社群媒體或新聞的時間。即便我們完全不處理這一類的事，生活還是會完美運作。但如果我們能更快速地按下刪除鍵，或者把手機放得遠一點，生活就會變得更單純，我們將會有更多時間去做不緊急但重要的活動，而這些是真正對我們有幫助的活動。

在這三章中，我們已經探討了哪些人容易經歷身心俱疲，以及該如何著手復原。但當然，若能一開始就避免陷入精疲力竭，那會更理想！如何避免是我們非常值得深思的課題，也正是下一章要討論的主題。

第11章

我不想精疲力竭該如何預防？

人們常說「預防勝於治療」。你或許會驚訝，我身為一位家醫科醫師，其實對這句話常感到擔憂。這句話被廣泛流傳，好像不證自明，但事實並非總是如此。舉個荒謬的例子：若我們要預防幾乎所有的前列腺癌（prostate cancer），只要讓所有男人在四十歲前就將前列腺全部切除，理論上確實能做到！但這種預防性做法的壞處顯而易見！對於其他醫療介入來說，例如服用降膽固醇藥物（statin tablets）來預防心臟病發作，利與弊的拿捏就更微妙。不過可以確定的是，幾乎沒有哪項醫療措施是完全無害的，這一點也適用於為了預防精疲力竭而做出的改變。

以這樣的方式開啟這一章，也許有些奇怪，畢竟預防身心俱疲聽起來沒有什麼不好呢？我當然不認為這種嘗試有什麼不好，而且我猜想處於精疲力竭風險中的人，內心有些抗拒，甚至擔心若他們嘗試避免身心俱疲的發生可能會有什麼事。你可能長期以來都被自己的工作態度所定義，因此一旦要做出不同的選擇，就會感到不安：我還會是原來的自己嗎？如果我開始更照顧自己，會不會變得很自私？我真的配得上快樂嗎？如果我改變了，別人會怎麼看我？當你思考如何避免身心俱疲時，你或許會詢問自己這些浮上心頭的問題，不論是有意識還是無意識。你想要避免精疲力竭嗎？當然想！但你可能擔心要付出的代價。而我想向你保證，你完全可以在不變成另一個人；不，一夕之間變自私；不讓別人期望落空的情況下，預防精疲力竭。所以我們該怎麼做呢？

保留「硬碟空間」

以我當家醫科醫師的經驗來說，非常容易因為工作的壓力而陷入身心俱疲。我工作時，總是全力以赴，這點毋庸置疑。我不但身體疲憊，情緒也非常消耗。有時一整天下來，我感到疲憊不堪。我真正最接近精疲力盡的一次是發生在二〇一八年夏天。我愈來愈清楚感受到壓力的種種徵兆，當我看到接下來一整週的行程時，心裡總會升起一股恐慌，擔心根本無法把所有事情完成。週末和晚上常常只能擠出一點時間，在吃飯和睡覺中間塞進工作和其他承諾。雖然我並沒有真正耗盡崩潰，但那段狀態顯然也很不健康。

當時我每週在診所工作三天，每天都極度密集工作，看診時間幾乎長達十二到十三小時。除此之外，我還兼任基爾福德（Guildford）家醫科醫師訓練計畫的主任，也參與當地教會的領導事務。雖然我超過十年都很喜歡擔任培訓角色，但它逐漸愈來愈沉重，永無止境的信件讓我喘不過氣。那時我已經寫了不少醫學相關的文章，也知道自己很喜歡書寫，因此當《英國醫學期刊》（*British Medical Journal*）開出固定專欄作家的職缺時，我便決定申請。事實上我連面試的機會都沒拿到，但這卻成為我的轉捩點。我開始意識到自己肩膀上的擔子太多，事情需要做出改變。我渴望能有更多時間寫作，但我得為它騰出空間。於是，我辭去了訓練主任的職位，這讓我一週內多出整整一天的空檔可以專注寫作。那種感覺真是太美妙了！雖然我仍然持續密集的臨床工作，但每逢星期四，我會目送太太出門上班，然後放點音樂，泡杯咖啡，打開筆電，準備開始一天的寫作。那種生活節奏的轉變、電子郵件量的驟減，以及在寫作日裡完全掌控時間的感受，對我的身心健康帶來極大的正面影響。而就在十八個月後，我的第一本書《重新想像家醫科醫師諮商方法》（*The GP Consultation Reimagined: A Tale of Two Houses in 2020*，暫譯）也正式出版了！

我在建立每週節奏的過程中，發現到讓整個星期的安排可以持續非常重要，而這意味著，必須刻意保留我的「硬碟空間」不被占滿。電腦的硬碟有儲存記憶的功能，但不管容量多大，我們都知道一旦硬碟被塞爆會發生什麼事：電腦可能當機，就連最簡單的操作都變得反應遲鈍。這是因為電腦在運作時，需要拿起一段程式處理，再放下，接著處理下一段；但當硬碟幾乎滿載時，電腦很難找到空間存放資料，只能硬擠進最後幾個可用的位元組，結果處理速度變慢，整個系統近乎停擺，連執行最基本的任務都得耗時好久。

另一個類似的比喻是出門度假前的行李打包。如果行李箱裡還有足夠空間，而你突然想到需要防曬乳，只要打開來找就行，沒什麼困難。但如果每一個包包和箱子都經過精密安排，剛好填滿了每一寸空間，那麼想要重新翻出那瓶防曬乳，就會變得困難重重！

無論我們每個人生活中呈現的樣貌看起來如何，我們都需要學會重視在「個人硬碟」上保留一些空間。這會是一幅什麼景象呢？嗯，可能是對我們的環境做出重大改變，就像我在二〇一八年那樣；但也或許是在生活中做出些微調整。第一個要思考的問題是：我們需要多少空間？電腦在硬碟使用率維持在七〇到八〇%時運作最順暢，而我們人也是一樣。我們不需要完全排除壓力與責任，才有辦法好好生活。事實上，正如我們在第9章提到的，適量的壓力對我們是有益的！那麼，對你來說，七〇到八〇%的壓力狀態會是什麼樣子呢？

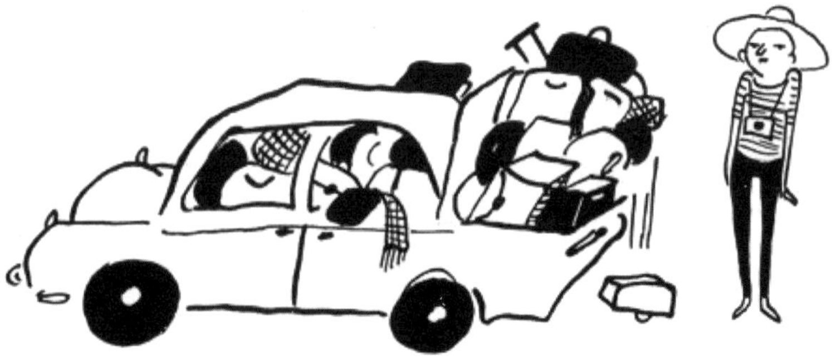

如果你正在工作，或許可以調整工時；又或者，其實工作本身沒問題，真正讓你疲憊的是工作以外的責任。對有些人來說，只要放下一個令人喘不過氣的責任，就能帶來深遠的改變。對其他人而言，或許不是需要改變工時，而是需要改變工作方式；也許我們需要以不同的方式工作？或許我們真的需要學習何時授權或如何放下一些責任。

放手

放手並不容易！有時，我們緊抓著責任不放，是出於內疚感；我們不想把事情丟給別人，因為我們預設他們也跟我們一樣壓力山大。然而，如果我們什麼都不放手，最後撐到崩潰，也無濟於事！釋放部分的負擔，反而更有辦法去完成我們真正該做的事情，也確實能減輕了在我們周圍的負擔。每個人面對壓力的反應不同。你覺得痛苦萬分的任務，也許對別人來說根本沒差；而同樣地，你也可能輕鬆接下對方難以負荷的責任。我們需要跳脫最初覺得愧疚的反應，去檢視這個任務我應該負責嗎？我是完成這件事最合適的人選嗎？

有時我們難以放手，是因為不信任他人能把事情做得和我們一樣好。我們心中仍緊抱著那句老話：「如果想把事情做好，就自己動手。」當然這句話確實有道理，不過難免存在風險，假如把事情交出去，結果可能不如預期。但也有一種真實可能性是：一旦我們後退一步，給別人空間，別人或許會在我們曾經的角色中茁壯成長，而且做得跟我們一樣好，或甚至更好。我們或許更不敢放手，正因為擔心有人可能真的做得更好！放手總是難免不安，但如果我們希望避免身心俱疲，那麼這就是我們需要學習的地方。

不需要做太多

很多人常對我說：「可是我什麼都不能停下來啊！」我完全可以想像那種感覺。也許你是自由工作者，經濟壓力大，一旦少做一點事，就不知道該怎麼付帳單；又或者你正在照顧一位有特殊需求的孩子，或是愈來愈需要你陪伴的年邁父母，甚至是兩者兼具。但說到底，我認為這句話不完全是客觀的事實陳述，更像是釋放出的求救訊號。當我們筋疲力竭、心慌意亂、看不到任何解方，且各種問題又接踵而至時，就會產生這種感受。或許要找到任何可能改變的地方都非常困難，但這不表示這就不可能發生。重要的是記住：你不需要做太多，只要一個或兩個的小改變就能帶來不同，而且你就能重新喘口氣。

有時我們可以用另一種方式來思考：什麼事情是我一做，就會更接近耗損的？這可能反而比較容易想像！譬如，你答應接下額外的案子；讓小孩離開托兒所，導致你更沒時間處理家務；或者拒絕那位每週一次願意幫你爸媽採買的鄰居。這裡的小技巧在於：如果你能夠想像什麼會讓你更糟，那就表示你也容易想像什麼會讓你更好。你承受的壓力程度並非是靜止的、不可改變的，壓力像海浪般上上下下，而你對它有影響力。那麼，你能做一件什麼微小的事，讓自己現在更好些呢？

我們是不是可以許下一個小承諾，而能考慮放手呢？或許你不用那麼頻繁地打掃家裡，或是試著用慢燉鍋煮飯，那麼你回到家就能吃到晚餐。或許你的青少年孩子可以幫點忙，或者不要強求花園要完美無瑕，讓草多長幾個星期。或許你可以偶爾推掉一些工作，好讓自己不要完全被壓垮。你最清楚什麼改變對你來說是對的。身為一位家庭醫師，我最深的體悟就是：病人自己想到的解方，總是比我建議的更好！我能引導、提醒他們，但他們比我更知道什麼對自己有效。

道德困境

最後，我們應該多加探討的議題是，道德困境（moral distress）在身心俱疲中的角色。這是指我們能感受到心理上的痛苦——當我們知道自己應該做出什麼正確的、合乎倫理的行動，卻因為通常在職場的各種限制而無法完成時，產生的內在衝突與壓力。這種情況在醫療與社會照護領域非常常見，但其實在任何職場都可能發生。例如，醫生清楚自己眼前的病人需要更多的關注與時間，但他也知道診間外還有許多病人在等待，根本抽不出力氣多停留。照顧服務員被要求在每位個案家中停留不超過十五分鐘，但他心裡清楚，那人當下其實需要更長時間的陪伴與協助。又或是心理衛生專業人員，明知道某個轉介個案非常合理且需要協助，但因服務資源嚴重不足而被迫拒絕。反過來，也可能是你收到了一封病患轉介被拒絕的通知，卻感到自己一點辦法都沒有。或者你是一位老師，看著班上某些孩子的需求無法被滿足，卻因此覺得自己辜負了整個班級。這樣的例子不勝枚舉，不只存在於職場，也出現在我們生活的許多角落。

道德困境是常見的壓力來源，它像乘數般放大我們承受的壓力，讓本來已經不輕鬆的工作，變得更沉重、更難承受，甚至加兩倍或四倍般的壓垮人。當這種壓力進一步對我們的心理健康造成明顯影響時，就會造成道德創傷（moral injury），這是通往身心俱疲的快速通道。因此，預防耗竭不只是減少工作量這麼簡單，更要思考：我們承擔的工作內容本質為何，而且是否與我們的價值觀一致？工作文化這時就顯得格外重要。當身處互相支持、關懷彼此的團隊中，才能夠在資源有限、壓力沉重的情況下撐下去；但若我們處在有毒的、批評的或互不關心的環境下，那麼壓力會更快轉化為耗損。如何建立在道德上支持彼此的職場文化，是每位領導者的挑戰，相關內容遠遠超出本書範疇。但我們需要談論道德困境，而且減少它對我們的影響，是預防身心俱疲的重要一環。

還有什麼能幫得上忙？

到目前為止，我們已經探討了如何理解焦慮，以及它與逃避之間重要的關聯性；也談到了需要自我照顧，以及管理與預防身心耗損。書的最後一個部分將把重心轉向復原的規畫。我們會一起檢視獲得良好的睡眠品質和正確呼吸的重要，以及轉進特定治療前，我稱為焦慮復原過程的重要，包括心理治療與藥物治療。

第3部

管理焦慮，重新掌舵人生

第12章 焦慮復健 規畫你的復原之路

當運動員從嚴重的傷勢中復原時，他們會進行「復健計畫」（rehab, rehabilitation）。一開始，他們可能只需要好好休息，以免讓傷勢惡化。接下來，在物理治療師的協助下，他們會逐步展開復原計畫。初期的步驟都很小，可能只是一系列輕柔的動作，幫助身體活動，或防止肌肉因為沒使用而萎縮。隨著時間過去，這些練習會逐漸加強，幫助肌肉和關節重建功能，直到身體能表現運作如常。重要的是，復健動作本身不是目標。它們往往很單調、重複，甚至可能疼痛、且需要大量努力，但運動員之所以願意堅持，是因為這些努力將帶他們回到真正的目標：再次投入比賽。

如今，我們當中的多數人並不會認為自己是運動員（我一定也不會！），但復健的原則對任何身體或心理受傷的人來說，都能夠適用。以身體層面來說，我常鼓勵年長的病人使用這些原則，當他們從跌倒受傷中恢復時，因為年長者一旦停止活動，肌肉就會快速流失。他們會笑著說，自己怎麼可能和奧運選手相比，但真正明白這個比喻的人，往往恢復得更快、更徹底。

因此，心理層面的受傷呢？難道我們不該期待，心理復健也可以應用同樣的原則嗎？

走上復原之路的步驟

如果我們將焦慮的康復想成復健，那麼將會期待關鍵的原則是，有計畫與慢慢展開的過程。一名短跑選手不可能從物理治療師的治療床上，直接奔上一百公尺的賽道；同樣地，正在經歷焦慮的人，也不該在未準備好的狀況下，強迫自己無視恐懼、直接衝進現實世界。因此，這些復原的步驟可能會是什麼呢？

休息

第一個值得問自己的問題是：就像運動員一樣，你是否需要休息？也許你已經被焦慮壓得喘不過氣，因此需要單純的行動讓身心停下來、好好呼吸，試著重新理清思緒，好讓你看見希望，甚至開始想像復原的可能。這段時間，你可能需要暫時抽離那個壓力鍋般的環境——你是否該請個假？是否該減少手邊的責任，暫時退出讓你過度焦慮的承諾，或至少先採取行動改善睡眠品質，在做任何事情之前？

如果你還沒去看過家庭醫師，現在也許是時候了。和醫師談談這個議題能有幫助，他們可能會給你好建議。但就我的經驗而言，透過單純把話說出來，就能獲得全新的視角，且比較知道自己下一步怎麼走比較好。如果你覺得壓力已經讓你難以招架，也許和醫師討論是否需要藥物協助是好時機（我說的是那些名稱其實不太貼切的抗憂鬱劑，這部分會在第18章詳細說明）。當然，藥物並不是每個人復原過程中必要的一部分。

休息很重要，而且在你準備好往前走之前，你可能需要一些時間。但就像運動員不可能永遠休息，如果你真的想慢慢回到人生賽道上，你還是需要邁向下一個階段。

阻止擴散

焦慮或許只集中在生活中某個特定範圍內；但焦慮與逃避的惡性循環，卻往往會像擴散的漣漪，一圈又一圈地把更多情境捲入。原本只是對大型派對感到不安，後來變成避開人多的地方，再來是轉變為婉拒去音樂會、足球賽的機會，接著是不再參加大型家庭聚會，然後現在變成除了幾個最熟悉的朋友外，不再參與任何社交活動。有時這樣的變化是經年累月演變的，每種模式的逃避行為逐漸合理化，且不同程度的逃避行為緩慢地被加入，以至於你很難意識到改變。有時焦慮來得又急又快，彷彿從天而降，毫無預警，且焦慮與逃避交織而成的循環則像龍捲風，緊緊抓住你的人生不放，讓你完全失控。不管是哪一種，如果不及時制止，只會讓你愈來愈焦慮。而復原的第一步，就是提前止血。

你可以先盤點，到目前為止焦慮還沒有奪走你做什麼事，並且確保一切如常。這就像一位運動員，開始做一些簡單的練習，目的是當她恢復時，維持基本的體能。她此時並不是在恢復巔峰狀態，而只是單純確保自己不會倒退。

你或許會發現做視覺化練習有幫助，能協助自己辨別焦慮目前已確實影響你哪方面的生活領域。請在一張大紙的正中央畫一個圓圈，再畫出兩圈同心圓，就像圖12.1。

你可以用彩色筆，分別標示綠色、黃色和紅色區域，不過這當然要看你有多喜歡彩色筆了！將最內層的圓圈（綠色）區域視為「舒適圈」：這是你可以自在活動的範圍，或許仍會感到一絲焦慮，但它不至於阻礙你的行動。開始在這個

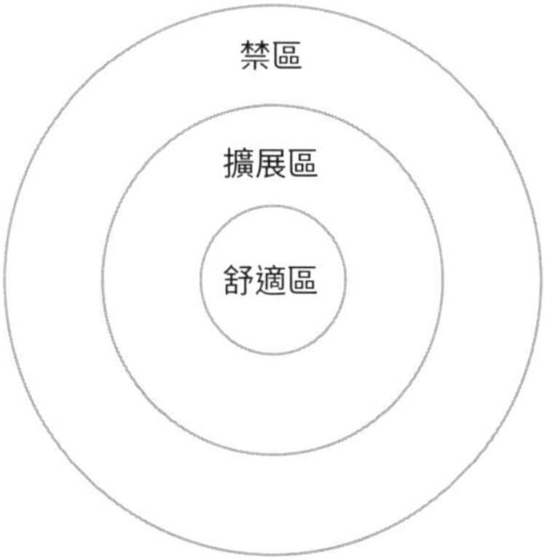

圖12.1 舒適區、擴展區、禁區

改編自學習與個人成長理論的舒適區、學習區與恐慌區概念

綠色區域內，寫下一些你最熟悉且能自在應對的事物。也許是你的親密家人和朋友，或者是你家或住家附近的區域，又或是一些你喜歡、且不會引起壓力的活動。這個階段不需要寫得很完整，只要先列出幾個就好。你會發現自己需要一張很大的紙和比前面說的更大的圓圈！

接下來，開始在最外層（紅色）區域中加上一些東西。這些活動或情況是目前因為焦慮而無法做的，但你一生中都很開心不用做。我們每個人或多或少都有這樣的事。我自己首先想到的就是高空彈跳！我知道自己會被嚇壞，而且老實說，我也完全不想改變這種想法！不過，每個人放進紅色區域的事情都不一樣。有些人可能是上台表演，但有些人則熱愛站在舞台上——或者雖然還做不到，但非常渴望克服焦慮、能夠踏上舞台。如果是這樣的情況，那這件事就不應被放進紅色區域。這一圈的目的是要提醒我們：焦慮是正常的，而且我們可以接受生活中有一些事不只是屬於「禁區」（no-go），而且還是「絕對禁區」（never-go）。

中間的那一圈（黃色）區域，是用來填入你目前因為焦慮而無法參與，但其實你希望能重新參與，或者希望有朝一日能嘗試的活動或情境。寫入這一圈的事情，應該具有實際可行的目標。舉例來說，我可能會說自己想當職業足球員，但這種目標太不切實際了。真正阻礙我的不是焦慮，而是天賦有限、年紀也太大了！

當你已經在每個區域寫下一些內容之後，可以持續思考生活的不同面向，並把相關的活動或情境歸入其中某一圈，直到全部填滿為止。在這個階段，不需要太拘泥準確性，也不用太擔心放錯位置。你之後隨時可以調整，但試著以更廣的角度思考，直到想不出新的事項為止。

當你看著自己寫下的三圈內容時，在這個恢復階段的焦點就是：確保內圈裡的事項仍能穩穩地放在那裡，不要因為焦慮而推出舒適圈。透過這樣的辨識，你或許可以特別關心這些事項，去察覺它們的存在，為自己沒因為焦慮卻仍能做到這些事而感到欣慰與肯定，並下定決心，不讓焦慮奪走它們。

想像自己踏進擴展區

中間（黃色）區域是你未來成長與擴展的空間。這裡放著你希望做到、但目前被焦慮攔阻的事項。此時此刻它們看起來像放在「禁區」，但如果有一天你**能**開始慢慢踏入，會是什麼感覺呢？試著從這個區間挑出一件對你來說重要的事，然後想像如果你能跨越恐懼，真的做到這件事，會有什麼感受？這件事對你來說代表什麼？第一個注意到你改變的人會是誰？他們會怎麼說？如果有一天，這件事從擴展區被移到舒適區，就表示你的舒適區已經增大，已納入這件事，而且你能夠做到，甚至有一天你可能會完全忘記自己曾經害怕它，那會是什麼狀態？

之所以做這種想像練習，是因為想像改變就是促成改變的第一步。就像運動員夢想著再次完成比賽，或站上頒獎台、接受掛上獎牌的那一刻；正是這個畫面成為支撐他撐過訓練的動力。希望在面對焦慮上獲得進展，我們同樣需要驅動力。戰勝焦慮後帶來的自由、自信與喜悅的情緒，將會是非常強大的驅動力，我們需要在努力達成目標的過程中，想像這些情緒，讓這些情緒成為我們前進的動力。

試著踏出第一步，進入擴展區

接下來的步驟，是為你的恢復計畫安排第一組練習。這會是你開始成長的起點，但一開始的步伐必須很小很小。回頭看看你畫在中間擴展區的事項，想想你現在最想挑戰的是哪一個。挑一項看起來沒那麼困難，比較容易的開始，但最重要的是，這個目標對你此刻而言是有意義的。如果你連想都不敢想，那你的任務就是：試著想像達成這個目標最小的一步可以是什麼。步驟愈小愈好，甚至小到讓你覺得好笑、覺得不好意思，那就太棒了。然後，為這個小步驟訂出你要去完成的時間和地點。

面對商店

亞當發現自己很難踏出家門。這不是突然發生的，而是幾年下來慢慢累積的結果。他在家裡感覺沒問題，但只要出門就會焦慮，所以乾脆待在家。他還是能做一些非做不可的事，像是去上班或去看媽媽，但他總是開車出門，這樣路況熟悉，也能幫助他抵達後，大概知道會遇見誰。困擾他的是不確定性，不知道會碰到誰、不知道要講什麼。他本來就不擅長社交。他已經避免去商店太久了，久到都忘記商店長什麼模樣了。

網購實在太方便，每週固定的生鮮宅配、Uber Eats甚至也能訂購他已經忘記或缺的東西，而且很快就送到。你甚至不需要打電話跟誰說話。

但亞當心裡清楚，自己把從家裡走到社區轉角商店的旅程當成禁忌不對。他的兒子正在長大，開始會問問題；如果他的爸爸連走去巷口的店裡都做不到，孩子要怎麼學會在這個世界上長大？這樣的念頭讓亞當對自己生氣，氣自己到現在還跨不過這道坎。雖然即時配送確實很方便，但他知道能夠在需要時，親自走一趟商店、買一瓶牛奶回家，感覺會很好。他只是需要知道如何能抵達那家店。

‧‧‧‧‧‧‧‧

我們看亞當的例子，並且思考想像對他來說，小到好笑的一步可能是什麼。對亞當而言，直接走到巷口的雜貨店，絕對一點都不好笑。那一步對他來說看似巨大又難以跨越，甚至不知道該從哪裡開始。我們可以將這項任務，拆解成以下幾個步驟，例如：

1. 穿上外套和套上鞋子
2. 走出家門
3. 走到街上，走到街尾
4. 走到大馬路上，站在店鋪對面
5. 過馬路，在店門口往裡看
6. 走進店裡
7. 在店裡四處走動，看看可以買什麼
8. 把東西放進購物籃
9. 到櫃檯結帳

10. 離開商店
11. 走回家

將任務拆解成這麼細小的步驟後，亞當現在可以自問：哪一個步驟讓他開始感到緊張？也許是第一步驟，但也許穿外套出門對他來說還好，畢竟他為了上班也會這麼做。可能是第三步驟，也就是走到街尾會讓他開始感到焦慮。那麼，這一步就是他的起點。

於是，亞當會設定一個時間和地點，去完成第三步驟：走到街尾，**然後轉身回家**。這裡的最小單位步驟很重要，因為他目前階段的目標不是去商店，而是單純完成走到街尾再回家。這一步驟對他來說或許仍具挑戰性，卻是可以達成的。他很有可能會成功，回到家後也可以為自己拍拍肩膀、好好讚許自己。他可能會覺得緊張，但仍然能夠帶著焦慮繼續向前進。這樣的成就感會讓他更容易再走和做一次，目標依然單

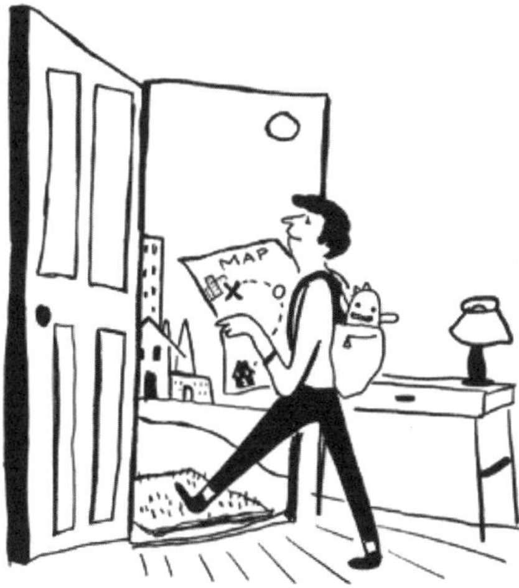

純只是走到街尾再回來。他一再重複這個步驟，直到這件事變得自然。也許過程中他會在路上遇到人；他得事先準備好，不要當場落荒而逃。他或許已經想好策略：一個簡單的微笑和問候就足以應對多數情況。當他經歷過幾次這樣的場面，遇見陌生人也就不再那麼可怕。他上次做到了，這次應該也可以吧？於是，這條街就慢慢變成了他的舒適區。整趟購物之旅仍然在他的擴張區裡，但亞當已經克服了這一小部分的任務。

重點在於亞當將走到街尾的旅程視為練習，他這麼做不是因為牛奶沒了，而是為了削弱焦慮對他的掌控，並強化自己面對焦慮的能力。因此，他不會等到有了去商店的理由才出門，也不會等到自己想出門才行動（下一章我們會更深入談到感覺）；他出門是因為這是他訓練的一部分，而且他把它納入日常規律。

當亞當所住的那條街已經穩穩進入他的舒適（綠色）區域後，他現在邁向下一步驟：走到通往商店的大馬路上。他依然不急著進店裡；他只是單純看著店面，注意到自己已經完成了這段路，然後就回家了。當然，亞當可能會覺得這樣進展太慢，如果他想要一次挑戰好幾個步驟，當然可行；但關鍵在於，每一個新步驟對他來說都要是可達成的，而且完成後他能為自己感到驕傲。若他能迅速推進，當然很好；但即使他花上好幾週的時間才終於能買下第一樣東西，也沒有關係。真正重要的是：他正在進步，而且是多年來從未做到的進步。

當然，走去巷口商店之後，還會有更多的步驟。下一個目標可能是前往市中心或與人喝咖啡；也許是終於「答應」參加公司聚會，這可能是過去十年你年年「拒絕」的活動；也可能是去看醫生，或者撥出一通電話。一旦擴展區中的某一項挑戰成功地被納入舒適區後，那麼就會更容易挑戰接下來的考驗。過去焦慮、逃避的惡性循環，已經轉化為克服、更有力量的良性循環。這也是為什麼中間（黃色）區域被稱為擴展區的原因，因為你的舒適區可以逐漸擴大到這裡。你的舒適區可以無限延伸。

恐懼症

當面對恐懼症時，你也可以同樣運用這三層區域的方式來幫助自己克服，而這三個區域裡的內容就只與你的特定恐懼有關。例如，假設你有蜘蛛恐懼症且希望克服它，那麼你會在每個區域中填入什麼呢？也許有些事項，你會很高興立刻把它歸類為「禁區」（紅色區域），像是飼養一隻蜘蛛當寵物，或是把一隻狼蛛（arantula）放在手上（不過有趣的是，有人曾告訴我，儘管他極端害怕蜘蛛，卻不怕狼蛛！所以這種感受是非常個人化的）。你也可以思考，在舒適區（綠色區域）寫下什麼。或許什麼事都沒讓你不舒服，但如果並非如此，那我很抱歉。若光閱讀這一段文字，你可能就已經感到不舒服，也許能從看到「蜘蛛」這個詞開始挑戰。你是否能無所謂地閱讀這些文字？是否能大聲說出這些文字？如果可以，那麼你就有東西可以放進舒適區了。接著，你可以思考自己對非常小的蜘蛛，像金錢蜘蛛（money spider）的感受，或者看到一隻死掉的蜘蛛是什麼反應。逐步往前推進，確認當你看到蜘蛛時，有哪些事情能做、哪些不能做；或者你必須等別人幫你確認過房間有沒有蜘蛛，才願意進去？

就像亞當一樣，思考自己的最終目標，然後將達成目標的過程，拆解成你能想像的最小步驟。接下來，選擇當中最微小的一步開始——也許只是學著說出蜘蛛這個詞；或者是當花園裡面有蜘蛛結網時，在秋天走進花園，看看那些沒有蜘蛛的空網；或只是翻開書、看看蜘蛛的圖片。我不能告訴你最小的步驟是什麼，因為唯有你才知道自己的恐懼。但找到你的下一個小步驟並刻意練習，直到它不再有力量控制你。然後，再前進到下一步。

心理學家稱這種方法為暴露療法（exposure therapy），它對於恐懼症的效果非常顯著。若你需要明確的證據來證明暴露療法的效果的話，想想針頭恐懼症者罹患糖尿病（diabetes），需要注射胰島素（insulin）會發生什麼事。研究顯示，在英國大約有四分之一的成人，有某種程度的針頭恐懼症，這也表示在需要胰島素治療的患者中，應該也有約四分之一的比例原本是害怕針頭的。我已經遇過許多對於開始使用胰島素感到焦慮的成年人，但我從未見過一位需要胰島素治療的糖尿病患者，仍持續有針頭恐懼症。這意味著什麼？這表示恐懼症無法在持續性的暴露下存在。每天強烈的針頭暴露——或許每天三、四次的注射暴露——對恐懼症來說衝擊過大；恐懼症在這種強烈衝擊下無法持續。需要注射的行為非常規律，以至於打針變成日常生活的一部分，針頭恐懼症不僅被克服了，而是被徹底粉碎了。

我在第3章曾提到怕狗，我也曾經歷過類似的恐懼。隨著年紀增長，我了解到若你想離開家門，想要避開狗幾乎不可能。無論你是在市區或鄉間散步，狗主人總是喜歡帶著愛犬出門，所以你根本無從閃避！

更慘的是，我也曾付出代價才學到：遇到狗時逃跑，絕對不會是好策略！所以，儘管完全違反我的本能，我發現面對狗最有效的做法，是站在原地不動，讓牠先走遠。藉由被迫的暴露療法，隨著時間過去，我學到待在狗附近，其實沒有自己原先想像的那麼可怕。久而久之，我的恐懼慢慢消退。如今我不會自稱是愛狗人士，但也已經不再害怕牠們了。

暴露療法是有效的，這點毫無疑問，但它的確需要下苦功。你或許能靠自己完成這項練習，或是在朋友的陪伴下進行，但你也可能會需要心理師的協助。因為暴露療法的初期階段常引發不安，而我們要確保的是，你不會因此感到不安全，因為這樣反而可能造成心理創傷。在讓自己暴露於害怕時，學會如何調節焦慮是關鍵。思考我們如何想像自己的焦慮也很重要，這正是下一章要深入探討的主題。

第13章 對付焦慮小怪獸 幫它取名，帶它一起上路！

我剛聽了一集播客（podcast）節目，一位名叫艾蜜莉的受訪者分享了她對開車的焦慮經驗。如果你有興趣，可以聽聽「A Healthy Push」節目的第一百一十集。艾蜜莉談到多年前她在高速公路上開車時突然恐慌發作，更糟的是，當時唯一的出口是通往另一條高速公路！她整個人陷入驚恐與無助，覺得被困住了、無處可逃，甚至擔心會昏倒（她沒提到呼吸狀況，但我敢肯定她感到頭暈的原因是過度換氣的問題，這也是為什麼第16章會是本書中非常重要的一章）。這次經歷帶來的衝擊太大，她因此十三年再也不敢開車上高速公路，甚至有好幾年只是坐在車內都不行，除非開的是鄉間小路。

這種逃避的模式持續了很久，她學習接受了限制。例如，愈來愈依賴丈夫當司機；每趟旅程都要花更多時間；再也無法像過去輕鬆去探望家人。她之所以能勉強忍受，是因為一想到如果再次在車上陷入可怕的恐慌感，而且還無法下車，就讓她難以承受。直到有一天，她收到家人婚禮的邀請。那場長途旅行需要三天車程，而且勢必要走高速公路。她真的很想去，別無選擇，只能直接面對恐懼。有時當我們長期逃避某件事，環境卻出現契機，讓你不得不重新思考，是否該嘗試面對自己一直害怕和逃避的事。光是想像這件事就令人害怕！可能就像艾蜜莉，若那件事是你非常想做或非做不可，且重要到你必須強迫自己跨越恐懼。也許是像參加婚禮這種令人期待的事情，如同艾蜜莉。又或者是發生突發狀況，也許你的伴侶平常負責接送孩子上學，因為你每次站在校門口就會焦慮，但這天對方生病躺在床上，臨時也找不到別人幫忙，你只能硬著頭皮上。又或者，你到了工作面試現場才發現地點位在二十五樓，你平常總是走樓梯，因為坐電梯會讓你恐慌，但你不可能爬二十五層樓後氣喘吁吁地去見面試官，所以只好搭電梯。又或者，也許是因為讀了這本書，你決定面對自己的恐懼，打破逃避的循環，讓自己踏出舒適圈。但問題是該怎麼做？要怎麼面對恐懼，而不是在關鍵時刻再度逃跑？貝斯曾跟我分享這是什麼感覺。

貝斯的故事

• • • • • • •

這二十五年來，我的焦慮逐漸加劇，如今已接近廣場恐懼症的邊緣，因此逃避對我來說格外有感。

我有一位親切、支持我的家庭醫師，我對自己為什麼變成這樣、如何發展到這個地步有相當清楚的理解（遺傳傾向加上長期生活壓力的累積），而且我覺得對自己的情緒非常有意識，也能說得清楚。

但問題是，當你被恐懼癱瘓時，理解背後的原因和過程並不能總是有用，因為情緒常常會凌駕理智。

• • • • • • •

許多人都能感同身受貝斯的經驗——當你因恐懼而動彈不得時，情緒經常會壓過理智。這並不是說理智在這種情況下沒有用處，而是情緒會引發非常強烈的感受，往往容易將我們吞沒。假如你正在面對自己的恐懼，很可能這就是你最需要關切的難題。

速戰速決、碰碰運氣！

這是我們在面對恐懼時最自然的反應方式。正如我們必須去接孩子放學，或是必須臨時衝去超市買必要食材時，這個策略聽起來就非常吸引人：做好準備；行事果斷；祈禱焦慮還來不及反應，說不定這次就能僥倖逃過！這整個過程可能感覺自己在槍林彈雨中出生入死，但這種做法的確有效……直到有一天，失效了。

把整個行動建立在希望自己不要焦慮的策略上的最大問題是，一旦焦慮開始**真的**出現，那麼整個計畫就完全瓦解。這反而會加深我們心中覺得去嘗試很蠢的聲音，因此讓我們再次相信迴避還是最安全的選擇，結果就像是倒退好幾步！

而且，即使這種方法如果剛好成功了，我們心態上也只會覺得這次真的好險，僥倖撿回一命，卻無法真正建立下一次行動的信心。畢竟，你不可能每次從槍林彈雨中脫身都毫髮無傷，總有一天會中彈的。

引介焦慮小怪獸威伯

貝斯說得完全沒錯：當情緒來襲時，邏輯常常會被徹底淹沒。所以，雖然我們不該放棄理智，應該運用大腦的力量來幫助我們管理情緒，且如果能夠帶進對抗情緒的目標，會更有幫助。恐懼、驚懼與驚慌的情緒常讓人感覺強大又難以抗衡，但我們千萬別低估幽默、滑稽與遊戲感這些正面情緒的價值。恐懼可能像一股無法掌控的力量在體內漫延，但如果你嘗試在有人想讓你笑場時拚命忍笑，或者曾笑到肚子痛、停不下來，你就會知道笑的潛力，有時可以像恐慌一樣徹底控制你的身體。如果我們想帶入這些情緒，那麼思考怎麼看待焦慮將有幫助。

這是值得每位受焦慮影響的人自問的好問題：你如何看待焦慮？當你思考自己的焦慮時，你想像到什麼？你過去可能沒思考過這些問題，所以不妨在往下讀之前，先花一點時間思考。也許你把焦慮想像成一個恐怖的怪物，隨時準備跳出來抓住你，野性難馴、難以預測、不可控制；或者你把它看成一個敵人，必須奮力對抗的對手；又或者，焦慮像個高高在上的暴君，命令你什麼可以做和不能做，你只能順從它的指令行事。這些想像都很常見，也都是很合理覺察焦慮的方式。不過每一種想像方式都有問題，接下來我們會一一討論。

把焦慮想像成兇猛、難以預測的怪物

把焦慮想像成兇猛、難以預測的怪物（無論這是有意識或潛意識的想法）的問題是，把自己放在非常脆弱、無助的位置。我們就像神話裡被綁在岩石上、用來撫慰巨龍的少女，或者像《侏羅紀公園》（*Jurassic Park*）電影裡，躲在廚房、遭到迅猛龍獵捕的孩子。這樣的感受當然可以理解，但它只會強化我們面對焦慮產生害怕和無助的感受。我們會認為：焦慮主宰了我們，當我們想要掌控焦慮時！

把焦慮當成敵人對抗

也許，比起當被綁在岩石上的無助少女，我們是否應該學聖喬治（St George）披鎧甲、騎戰馬，準備與巨龍決一死戰？或者像《飢餓遊戲》（*The Hunger Games*）的女主角凱妮絲・艾佛丁（Katniss Everdeen），手握弓箭，瞄準敵人，一擊即中？這些與所謂的焦慮戰鬥，並正在試圖克服它的想像，確實比較主動。在跟健康有關的論述中，戰鬥語言的使用非常普遍，例如你常會聽到某人與癌症奮戰的說法，但這樣思考健康有問題。其中之一是：焦慮的情緒非常容易觸發和激化，而戰鬥的情緒也同樣如此。我們正在試圖用戰鬥模式來抵抗逃跑模式！結果可能是激發更強烈的情緒，以及隨之而來的心跳加速、呼吸急促、恐懼感來襲等。

如果我們輸了怎麼辦？你聽過新聞主播描述某位名人「輸給了癌症」，但請記住：千萬不要這樣說！如果有人想要將自己的抗癌歷程比喻成戰鬥，那當然是他們的選擇，有些人確實從中獲得力量。但對於許多罹癌者來說，這樣的說法非常傷人。沒有抗癌落敗這種事！有些人死於癌症，因為癌症就是會發生這種事，這種說法彷彿暗示，他們是因為太軟弱以至於無法克服癌症，或者是他們不夠努力，也或許是他們技能不夠，所以會敗給癌症。這完全是胡說八道，而且極端沒有幫助。焦慮也是一樣。如果你正在與焦慮奮戰，感覺難以應對，這不代表你打敗了或失敗了。這只是表示，焦慮真的不容易處理，僅僅如此！

把焦慮當成統治者

我想這是人們最常看待焦慮的方式之一，即使我們未曾察覺。如果你發現自己使用這樣的語言，像「我不能這麼做」或「我必須這麼做」，那麼你很可能就是這樣想像焦慮。這類語言暗示，有某種外部法律或外部力量凌駕於你，並對你發號施令，規定你能做、不能做什麼。這種語氣就像存在著一條不能違抗的命令，彷彿來自一位必須服從的統治者。這是可以理解的，因為焦慮看起來就表現得有力量又過度控制。也許我們不像把焦慮想成怪物時那樣經常提心吊膽、東張西望，或也不像視它為敵人時那樣持續備戰狀態。我們或許甚至會覺得自己是安全、舒適的，但前提是我們遵守它的規則。只要我們仍舊在焦慮政權下當個乖順的臣民，一切就沒問題。我們逐漸相信自己在這件事情上別無選擇。這種被困住的狀態變得如此正常，以至於我們甚至忘了自由是什麼，而跨出規則的界線變得難以想像。

想像另一種方式——威伯與傻氣的力量

當我們決定走出舒適圈時，不論是因為主動想在面對焦慮上有所進步或因為環境所逼，第一件也是最重要的事是，認清焦慮將會與我們同在。我們或許不喜歡焦慮，但假裝它不存在、寄望一切順利並不能幫助我們，反而只會讓自己在最不方便時，被焦慮突如其來地打亂節奏，更容易受到傷害。因此，帶它同行，承認它的存在，甚至歡迎它的出現吧！現在想想：你希望怎麼想像你的焦慮？當你出門時，它會在哪裡呢？

在我們家，有一句話這麼說：如果你能在七點前耍點蠢，那今天就有個好開始！這主要是針對工作日而言，不過有時週末七點前還在熟睡也是另一種美好的開始！我們大約有半小時可以說些蠢話、以滑稽的方式走路，或者做些傻氣的事。這麼做當然沒有壓力（否則就會變成負擔，完全違背初衷），但當我們早上不經意地耍了蠢，就會說：七點前耍蠢，今天會順利。光是說這句話就有點傻氣了！傻氣蘊藏著強大的力量。我並不是唯一有這種想法的人；最初讓我思考耍笨的重要性的是，聽到幽默劇團蒙提．派森（Monty Python）的麥可．帕林（Michael Palin）爵士等人的啟發。他是把傻氣變成藝術表演的人。耍蠢一點也不難。你不一定要機智、聰明，或是擅長講笑話，但你必須處於讓自己感到安心的環境中。你需要知道自己不會因此被嘲笑，因為當我們耍蠢時，是在展現脆弱；如果你對此感到不安，那就試著在獨處或對著貓咪講話耍時耍點蠢也行！

為什麼要耍蠢呢？它最強大的地方在於，能讓我們不再把自己看得過於嚴肅，還能帶來輕鬆愉快的心情與一連串正面的情緒。相反地，焦慮想要我們把一切看得很嚴重。它看到每個角落都充滿威脅與危險，然後試著說服我們，為了應對這些威脅，必須嚴肅以對。於是，焦慮帶來我們再熟悉不過的沉重心情和負面感受。然而，焦慮渴望我們嚴肅以對往往是錯誤的。因為真正的威脅，通常只出現在感到害怕的風險上，而且焦慮會欺騙我們，讓我們對焦慮本身變得過度認真。當然，的確有時我們必須保持嚴肅，而適度的焦慮也有助於我們集中注意力。例如，帕林曾表示，他比較希望接受腦部手術時，醫師先把幽默放在一邊！但當情況允許我們放鬆時，一點點耍蠢真的能幫助我們改變焦慮想加諸在我們身上的沉重氛圍。所以，為什麼不也用一點耍蠢的方式，來看待你的焦慮呢？這也正是焦慮小怪獸威伯（Wilbur）登場的時候了。

我必須向任何閱讀本書、名叫威伯的讀者致歉！根據谷歌搜尋到的可靠資訊和我個人經驗，威伯並不常見，然而如果你的名字就是這麼獨特，我希望你能原諒我！我選用這個名字是因為它很罕見，而且我不認識任何名為威伯的人，所以我可以用想像力賦予它任何特徵，而不會受到我生命中真實人物影響。透過想像威伯為「焦慮小怪獸」，你能夠轉換腦中有潛力、無意識的焦慮圖像，因為你想像的怪獸不是兇惡、駭人的樣子，而是毛茸茸、帶有些微漫畫風、擅長咆嘯而勝過咬人的那一種。這樣的方式來把焦慮具象化，你將能夠著手改變自己與焦慮之間的關聯。與其讓所有焦慮的聯想都充滿恐懼，你可以開始建立全新的連結，例如對你那隻焦慮小怪獸暗自發笑。你愈是這麼做，則每當焦慮時，就愈能直覺地微笑以對，而不是哭喪著臉。這並非一蹴可幾，但可成為你重新建構如何感覺的重大步驟，當你想到自己的焦慮時。

事實上，你愈能發現自己焦慮的有趣之處；愈能將焦慮與微笑連結；愈能（友善地）笑看自己因焦慮做的行為；愈能以有趣、而非嘲弄或冷酷的方式，將焦慮視為荒謬，對你愈好。所以，幫你的焦慮取個名字吧，如果你想用這個名字，可以叫威伯，不過說不定你會想出更好的名字。然後，想像它長什麼模樣。它是一隻怪獸嗎？也許它有一對一戳就會下彎的充氣角，或是它根本沒牙齒，想要咆哮時假牙還會掉出來？它是什麼顏色？是毛茸茸，還是滑溜溜？你會對它說什麼？當它在你旁邊時，會待在哪裡？是口袋裡嗎？還是在你的包包？想像它待在哪裡，接著你隨時都可以看看它怎麼樣了，而且問它最近過得好不好。如果你覺得這一切聽起來有點蠢，那太好了，這表示你

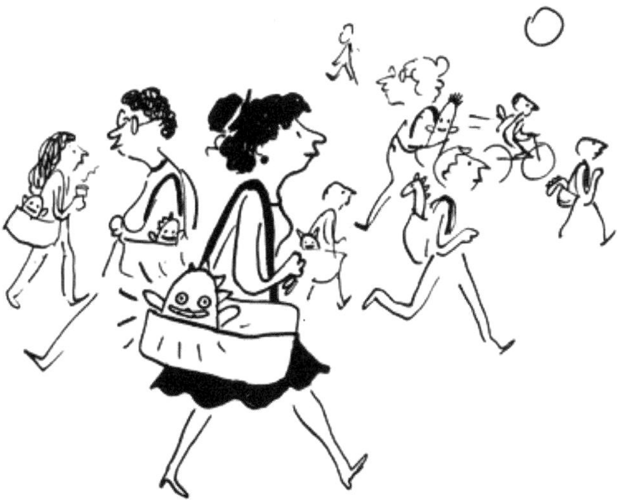

真的開始懂怎麼跟焦慮相處了！

也許你的焦慮不是一隻怪獸，而你比較喜歡把它想像成一隻過度興奮的小狗，牠只是想保護你安全，但總是對任何風吹草動都狂吠、跑來跑去停不下來，還會咬壞家具！或者，你會想像它是一隻傻呼呼的貓，總是跳上櫃子和桌面，但偶爾也會乖乖地讓你摸摸、抱抱。你怎麼具象化焦慮都沒關係，你所能想像的樣子，一定比我能提供的例子還要更貼近自己。試著讓你的創意自由流動，改變你對焦慮的想法。接著，我們將會有更好的起點來開始馴服你的焦慮，包括幫它設下一些界線。

擔心時刻

寵物可以帶來無窮的樂趣、歡笑、慰藉與喜悅，但同時也讓人牽腸掛肚！我們家的貓咪完美提供了所有的這些情緒，其中一隻特別擅長讓我們操心！牠是個小冒險家，會爬上鄰居家的屋頂、鑽進鑽出樓上的窗戶；而另一隻比較安靜的姊妹，則覺得跳上窗台就已經是驚人的特技表演了。某天，在牠們還不到一歲時，我們下班回家沒看到這位冒險家的身影。牠晚餐時間沒出現在飼料前，到了我們上床睡覺時，依然不見蹤影。我半夜醒來，發現牠還是沒回來。

半夜，正是最容易胡思亂想的時刻！我躺在床上輾轉難眠，腦中開始湧入各種擔憂，而沒有任何事物可以分散注意力，只剩下為什麼我還沒睡著的沮喪。我開始焦慮：萬一牠沒回家怎麼辦？牠會不會走失了，還是被困在某個地方？也許牠被車撞了，或出了什麼意外，受傷得回不了家？我們還會再見到牠嗎？牠的姊妹該怎麼辦？她們感情那麼好，一隻貓會不會孤單？這些想法在腦中盤旋，我徹底睡不著。

這種擔心最典型的特徵，就是它完全無濟於事。凌晨兩點鐘，我根本無法做任何事來改變情況。我們已經出門呼喊過牠，也檢查了車庫和工具間，確保牠沒被關在裡面，但我當然不可能在這種時間去敲鄰居的門，請他們也幫忙檢查。擔心往往就是這樣：有時它能激勵我們採取有益的行動，但更多時候，在特定時間或地點焦慮，完成不了任何事。那麼，我們要怎麼讓擔心停下來？光是對自己說不要擔心貓咪是沒用的，我實在太在乎牠了。正因如此，我決定替自己的擔心設下界線。我告訴自己：你可以擔心，但不是現在。我訂下允許自己回頭擔心的時間點，就是早上鬧鐘響起前。到那時候，我會給自己完全的許可，想擔心多久都可以；但在此之前，擔心得先等等。接著，我拿起一本書閱讀稍微轉移注意力，擔憂也就心甘情願地遵守了這道界線。我把這份擔心預約到早上，對它說：現在不行，等明天早上見。結果真的奏效了。兩個小時後，我的擔心完全消失了，因為我被那隻冒險貓喚醒了，牠正坐在我頭上！

像這樣設下界線，是管理焦慮非常有效的方法，而一旦我們學會將焦慮具象化，管理焦慮就變得更容易了。這麼一來，我們可以想像自己牽著焦慮走到一條界線前，對它說：你待在這裡不要動。我們可以像我那晚一樣，把焦慮延期，指定它什麼時候才可以出現，或者也可以替它設下時間限制，決定它能在腦中停留多久。比方說，有些人下班後容易被焦慮困住，腦袋會開始重播今天的每個片段，擔心自己是不是哪裡做錯了、是不是漏了什麼事……此時單純要自己別想是沒用的，因為這些念頭會一再湧現，直到你已經給它們足夠的注意力。但你可以設定焦慮占據你心頭的明確時間點。或許你可以允許自己在開車回家的路上想這些事，但它們不能跟你一起進家門；又或者，你可以答應自己在家喝完一杯茶前可以擔心，但一杯茶過後，焦慮就得打包走人。當時間到了，你可以像《王冠》（*The Crown*）影集裡的女王一樣，按下召見首相結束的鈴，想像有個門房把你的焦慮請出門外，讓你感受到：你才是這場對話的主人，接下來有更重要的事要做，不必再聽它喋喋不休！

下一章，我們將繼續探討更多處理焦慮的實用的技巧，一步步完成焦慮復原的篇章。

第14章 康復的提醒和小技巧 每個人都適用的實用建議

進行心理復健很困難，正如身體復健有可以幫助你更順利恢復的訣竅和小技巧，也有一些真的很受用的訣竅能幫助你在心理健康恢復。以下是一些心理復健建議清單，你可以挑選適合自己的部分來實踐。有些你會喜歡，有些可能不適合你，但全部都先看看，看看哪些能夠引發你的內心共鳴。

訣竅1：別等到想做才做

心理健康復健的根本原則之一是：它必須靠行動來實現。行動是對抗負面情緒的強效方式（第17章會有更多關於認知行為治療〔cognitive behavioural therapy, CBT〕的說明），而復健這件事就是仰賴我們的行動。運動員若不選擇踏進健身房和訓練，就永遠無法恢復跑步能力。同樣地，我們不走出舒適圈就不會有進步，直到我們開始跨出去一點點。如果我們想要進步，就必須行動，但是我們很少有**感覺想要**行動的時候。這不僅是因為我們必須與「無論是否有感覺到動力」的挑戰抗衡，還因為我們的感覺**偏愛**待在舒適圈！那裡安全、熟悉，我們在那裡感覺最好，所以怎麼可能**感覺**想離開呢？因此，我們必須計畫展開能幫助自己的行動。當你要計畫復健行動時，在日曆上標註時間可能有幫助。你什麼時候去做？多常去做？怎樣算是完成這項行動？

訣竅2：運用動力建立新習慣

動力真是奇妙的東西！有時它讓人覺得自己高過於天，你因此下定決心要改變人生，並且做出行動；有時它讓人覺得自己一定會成功，任何事情都阻擋不了你。結果你隔天醒來，動力卻像一團煙霧般消失，因為動力的本質就是會隨時間慢慢減弱，就像輪胎裡的氣會一點一點漏掉；如果你不持續打氣，它就會扁掉。自我激勵就更困難了。

我大學時曾短暫當過划船隊成員。我實力平平，也沒能參加期末的所有比賽，因為首次出賽前的一小時，就扭傷了腳踝。但我當時真的蠻享受練習的，除了早起比較痛苦之外。整體來說，我不在意在合理的時間起床，但是需要在早上六點就出現在河邊有挑戰。雖然對我來說，這的確需要一點點動力就可以達成，因為我知道，如果我不起床，會有八個壯漢（好吧，是七個壯漢加上一個嬌小的舵手）來把我拖下床！關鍵是我缺乏選擇，反而讓我比較容易準時出現。這就像上班一樣，我不會在週一早上醒來自問想不想上班，因為你就是知道得去。但自我激勵就困難多了。有時我會給自己設早起任務，可能是去跑步或單純想早一點起床享受一天的寧靜，覺得這樣很好。結果我從沒撐過一星期！我的動力消退了，我把目標訂得太高，而且我的床真的太舒服了。

因此，動力是重要的驅動力，卻是善變的主人。另一方面，習慣則完全不同。習慣不會隨著時間減弱，反而會隨時間變得更穩固。我們會逐漸習慣這些行為，甚至沒做時還會覺得不自在。而我這裡說的，不是那些「壞習慣」或成癮行為，而是日常生活中最普通的例行公事。舉個簡單的例子：早上在浴室裡的準備流程。我的習慣是先刷牙、刮鬍子，然後洗澡。雖然換個順序也沒什麼大不了的，但我就是會覺得怪怪的。早上刮鬍子並不需要什麼動力，因為我如果直接進去洗澡，才發現沒刮鬍子，會覺得很奇怪。

所以，祕訣是善用我們的動力去改變我們的習慣，而且一次只建立一個小習慣。這個習慣要小到讓你覺得「這也太簡單了吧！」的程度，這樣你才能持續夠久，讓它真正成為習慣。

以我自己的生活為例。我們的診所總是在上午十一時讓所有醫師都暫停工作，利用寶貴的幾分鐘時間喝杯咖啡休息、和同事聊聊天，然後再回去做事。在診所最初幾年，我總是喝咖啡、配餅乾，但後來顧慮到健康，我有了改變飲食習慣的動機。我決定把餅乾變成蘋果，這是一個改變的小習慣。儘管每天早上當我緊握健康的蘋果片，經過餅乾罐時，會覺得有些失望，但我為了健康堅持到底。令人驚訝的是，經過短暫的時間，這樣的改變已經養成習慣，而現在我的味蕾已經習慣每天早上咖啡配蘋果的滋味。假如我忘了帶蘋果去診所，而被迫從餅乾盒找吃的時候，反倒會深感失落。有趣的是，如果在家上班，我往往還會想吃餅乾！這是因為啃蘋果的習慣連結的是診所的咖啡時光。

如果你有動機去做出改變，試著想想你可以做到的小事，你有自信達成的某件事物，專注在上面並將此養成新習慣。

訣竅3：運用信心評定量表

靠動力做出改變是一件事；但有自信讓改變成真又是另一回事。這裡有一個好方法，可以幫助你理解自信心程度，並學會跟它合作。先問自己：在零到十分的範圍內，我對自己實現這個改變的信心有幾分？這也是第12章中提到思考心理復健時，從擴張區（黃燈區）逐漸移進舒適區（綠燈區）的第一步驟。假設零分代表「完全沒可能」，十分代表「鐵定會成功」，那你會給自己打幾分呢？假設你回答四分，那接下來的問題不是：「為什麼我只有四分？」而是：「為什麼不是兩分？」

其實你給自己幾分不重要，重點是你不要對這個分數下任何評價（千萬別對自己說：「我怎麼那麼差，只能給自己四分！」），而是問為什麼分數不是比你給自己打的分數**低**一或兩分。因為為了回答這個問題，你必須開始思考什麼給了你自信，而思考這件事本身便能幫助你建立自信。或許你已經有些自信，因為你之前已經做出一些改變了；也許是因為你知道自己在需要時可以很固執，而你可以將此當成優勢；可能因為你已經將挑戰拆成這種小步驟，而且這能幫助你相信自己可以開始。花點時間思考什麼給你自信去達成特定的目標，試著不要太快做出結論。

最後一步是問問自己：有什麼能讓我比原本的分數再多一分？比如你給自己的信心打了六分，那麼什麼能讓你變成七分？也許是你為自己訂下一個明確的開始時間與日期，這會提升你的信心；也可能是你把這個任務再拆分成更小的步驟；或是找一個你信任的人來支持你。甚至有時光是在做這個練習的過程中，就已經讓你變成七分了！

訣竅4：改變你的用字遣詞

當我們感到沮喪或焦慮時，很容易發現自己使用絕對化、負面的語言模式，像「不能」（can't）或「沒辦法」（don't）的字眼，往往充斥在我們的對話裡。

- 「我不能去超市。」
- 「我沒辦法打針。」
- 「我沒有那種意志力。」

使用這類語言的問題在於，它會封閉我們的思考與信念。「不能」這個詞很難讓我們對話或轉化，因為它沒有留下任何讓人可以設法擺脫的空間去改變。如果你不能做某件事，那就表示做不到，也就沒有空間再思考。

改變語言並不是要你自我欺騙；它不是把「不能」神奇地變成「能」。而是為你的思維留下一些轉圜的空間，加上「還」（yet）是一個好開始。

「我『還』無法面對那間商店」跟「我無法面對那間商店」就只差一個字。當你使用「還」這個字，就有了轉圜空間。這代表情況是有**可能**改變的，這樣的語言會開啟空間去**想像**改變，而這總是**帶來**改變的第一步。

另一個可以加入你語言中的詞是「困難」（difficult）。看看這些說法，和前面的句子有什麼不同：

- 「我覺得去超市很困難。」
- 「我覺得打針很困難。」
- 「我覺得保持意志力很困難。」

「困難」這個詞的力量在於，它不否認你的掙扎，或者要你去假裝你不焦慮，抑或是因為你不覺得簡單而責怪你；卻真的為你留下空間，讓你可能嘗試覺得困難的事，也讓你相信也許有方法讓事變得沒有那麼困難。

訣竅5：調整步調

如果有人從身體疾病或受傷中復原，調整步調對康復至關重要。他們不可能一直做復健運動，否則只會讓自己精疲力竭！心理健康的復原也是如此。雖然練習和努力對心理健康的進展很重要，但休息與恢復同樣不可少。我們需要時間，當我們被允許好好地待在舒適圈裡時，就不會覺得生活總是這麼辛苦。我們也需要那些讓自己更幸福的活動，比如運動、閱讀、創作時間、與親友相處的時光。這類事情不該讓人感到吃力，而且是我們知道對自己有幫助的事。它們和辛苦工作的事情一樣重要，就像心理治療、心理健康復健，而且如果我們重視這些事情的價值，它真的會為心復原帶來很大的幫助。

訣竅 6：把惡性循環變成良性循環

惡性循環真的很難纏，而心理健康的議題到處都是它！無論是逃避讓焦慮愈來愈嚴重；負面想法讓我們對自己感覺更差，進而產生更多消極想法；又或者是失眠讓我們開始害怕上床，結果上床更容易感到焦慮，也就更難入睡。這些都是事情如何向下螺旋的例子。惡性循環是無庸置疑的事實，但無論循環看起來多麼惡性或難以解決，或者無論我們想像循環多麼難以擺脫，只要有惡性循環，就必定**存在**著良性循環。你需要

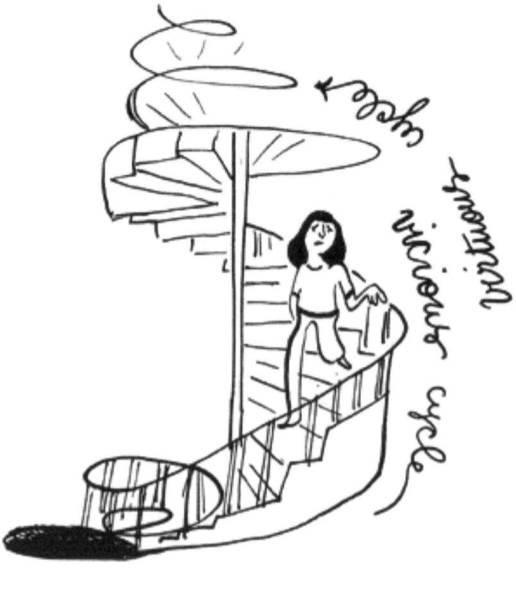

做的就是將它反轉！如果我們停止想它，如果做了什麼事情會讓情況惡化，那麼就停止，這樣必定可以減緩惡性循環；而且做相反的事，將有機會讓狀況變得稍好，讓你較能持續。

我們已經發現藉由反轉過程就會有良性循環，所以，如果我們受到失眠困擾，而對上床的恐懼又讓我們感到焦慮，進而更難入睡，那麼只要有一個小改變就能幫助我們睡得更好，它也會稍微影響我們對去床上睡覺的感受；這份焦慮的減少，會讓我們在真的上床時更可能睡得稍微好一點，進而減輕我們對睡前時刻的恐懼，也就更有可能獲得更好的睡眠！

正向循環的力量其實和惡性循環一樣強大；只是我們往往不太會注意到，因為當我們感覺變好時，通常都忙著享受改善所帶來的好處，而不會特別去檢視整個過程！不過，當我們正處於下滑的螺旋中時，的確很容易懷疑這種正向力量的存在。好在，要扭轉局勢，你並不需要看見整個過程。只要問自己，你做的哪個改變小步驟，有可能會帶來好處？什麼事是做了也許能稍微改善的？或者，避免做什麼事就不會讓情況惡化？只要你開始找到這些微小的第一步，就能看見行動會帶你走向哪裡。

訣竅7：別像政客般思考

邱吉爾（Winston Churchill）曾說過一句話：「民主是最糟糕的政治制度，除了那些我們早已試過不管用的制度之外。」他說這句話時，或許心情低落，畢竟他才剛在選舉中落敗，儘管他成功帶領國家度過第二次世界大戰。不過我常常想到這句話背後的真理：我們很難想出比民主更好的政府形式，但目前仍是最好的選擇。然而，它的缺點之一是鼓勵政治人物總是只關心自己的政治前途就好。沒有人願意承擔短期的不舒服，哪怕會帶來長期的好處，因為只要讓選民受創太深，就可能在下次選舉被淘汰。也因此，執政者總是著眼於眼前，而長期、棘手的選擇被一再延後，留給下屆政府處理，像社會照顧的危機、住房缺乏或氣候變遷。短視近利並不是治理國家和過生活的好方法。

焦慮渴望短視近利的舒適感，讓我們想逃避任何可能覺得糟糕、焦慮的感受。它完全不考慮未來，只關注當下的威脅與危險的逃避。這也是為什麼書中提到的許多方法一開始會讓人覺得不容易執行。你的焦慮大腦在閱讀過程中，可能已經跳出來大聲警告：不要這麼做！你根本辦不到！為什麼要冒這個險？你不是最喜歡安全感了嗎？如果你的大腦發出這樣的訊號，那很正常，但你不一定要照它說的做。如果你也曾對那些總只顧下一次選票，卻不願為國家長遠利益負責任的政治人物感到沮喪，那麼，也許你可以對自己那顆短視的焦慮大腦說一句：「我不想變得跟**他們**一樣！」

訣竅8：照顧好自己的身體——運動、飲食、咖啡因和酒精

「健康的身體，健全的心智」這句口號顯然可以追溯到二世紀的古羅馬詩人尤維納利斯（Juvenal）。我猜這句話是老生常談，但一個能流傳這麼久的觀念，多半是有些真理的！我們期待身體攝取的東西，以及我們如何照顧身體，確實會影響我們的心理狀態，但在照顧心理健康的過程中，我們卻常常忽略這一塊。運動能即時幫助我們紓解焦慮的感受，而足夠的運動能讓我們感覺更有體力，會帶來長期的心理穩定感。同樣地，其實不需要複雜的科學研究也能知道，當我們吃太多垃圾食物，我們不會覺得身體狀況好，這對我們的心理健康從不能帶來好處。

咖啡因（caffeine）尤其值得特別注意，因為它是興奮劑，會經常加劇我們的焦慮感。攝取過多咖啡因會讓人感覺心神不寧、手抖不穩，也會刺激膀胱和腸胃——這些症狀對有焦慮經驗的人來說，應該非常熟悉。還不只如此，它對睡眠的影響也是一大問題。我們都知道，睡前喝咖啡不是個好主意，但事實上，即使是中午喝咖啡，也可能影響晚上的睡眠品質。這是因為咖

啡因的半衰期大約是六小時，也就是說，咖啡因需要六小時才能從體內代謝一半。因此，睡前六小時喝一杯咖啡，體內殘留的咖啡因量，等同於睡前喝下半杯咖啡。這點值得我們思考！

不過，或許對心理健康影響最大的還是酒精。每週十四單位的安全飲酒上限（大約等於一瓶半紅酒），其實是根據酒精對身體的長期傷害風險來訂的。例如，肝臟損傷、酒精成癮或胃潰瘍等。但酒精對心理健康的影響也可能是短期的。假設你並沒有攝取過量的酒精，你可以問自己：酒精對你的心理健康有什麼影響？尤其是在睡眠層面上。或許喝一杯會讓你感到放鬆，但隔天會對你有影響嗎？或是影響到一整週的程度嗎？對你的睡眠品質有影響嗎？我並不認為有焦慮困擾的人，就應該一定不能喝酒，但誠實詢問相關問題是好的。

留意自己如何呼吸和睡覺

這兩個主題非常重要，因此都值得在接下來的章節分別深入探討，我們也即將進入本書的最後內容。

第 4 部

還有什麼其他修復方法？

第15章 睡眠
我們如何搞砸占生活三分之一的事？

睡眠是一大謎團。我們怎麼能長時間躺在一個地方，並對外界的一切毫無知覺呢？我們的大腦在這段時間裡究竟在做什麼？夢怎麼運作？作夢的目的又是什麼？我們為什麼會做夢？我們究竟如何從清醒轉換到入睡？而或許最重要的是：當人生有三分之一的時間都花在睡眠上，為什麼我們有這麼多人卻那麼不擅長睡覺？

當然，科學家確實對睡眠了解很多，儘管他們還未完全解開它所有的謎題。但對我們大多數人而言，更重要的是，睡得好如何有益身心，以及睡不好又有多麼折磨人。睡不好會嚴重影響心理健康——我們會比較易怒、情緒低落、焦慮感上升——然而焦慮又正是最會偷走睡眠的元兇，導致惡性循環不斷重演。一旦我們開始睡不好，就很容易陷入強化問題的不良習慣；就像生活中許多其他面向一樣，我們很會採取看似自然、明顯、但完全錯誤的應對方式！

我和病人談過無數次關於睡眠的話題。通常，對話的開頭都是病人希望我能開藥幫助他們入睡；我猜測，這並非因為大家渴望吃藥，而是因為這是看醫生最直觀的理由。我們醫生就是開藥嘛，所以問藥很自然。也許，如果你去看醫生卻沒有打算要醫生開藥，反而讓人覺得奇怪吧？人們經常對於找醫生談論什麼才合理感到驚訝。或許單純獲得睡眠建議並不足以成為掛號預約門診的合理理由？我會在第18章再討論睡眠藥物，但現在只需要先說明這一點：藥物在助眠上應該扮演最微不足道的角色。

微小進步與睡眠

當人們長期有睡眠問題困擾時，他們通常早就試過各種常見的解法了。他們已經試過：喝熱可可、洗熱水澡、閱讀、戒咖啡因，而且每次都失敗。於是很容易掉進逐一嘗試所有方法的陷阱，每失敗一次就在心裡劃掉一項。他們說：「試過了，沒效！」然後就嘗試下一個方法。

良好的睡眠品質是很難達成的目標，這令人氣餒的原因是，人們很容易還沒開始就已經放棄。我在這裡分享一個很有用的概念，雖然源自於完全不同的場景：奪得奧運金牌的目標。對英國自行車國家隊而言，要在競輪場上勝出是極其艱鉅的挑戰，這正是催生微小進步概念的起點。這段故事值得一提，因為它或許能提供我們，以全新的方式看待如何改善睡眠。

大衛．布雷斯福爵士（Sir David Brailsford）在二〇〇二年接掌英國自行車國家隊，因為英國隊在整個七十六年的隊史上只拿過一面奧運金牌，因此他面臨讓團隊重返榮耀的艱鉅挑戰。

他們當時的現狀和理想的目標之間，落差極大。但布雷斯福了解，與其立大志，不如從微小處著手。他的策略是：如果能在騎乘上取得小進步，將微小的改變加總起來，就能帶來真正的突破。更重要的是，這些小進步就是可想像、可達成的目標。

他們分析了這項運動的每個層面，從選手的生理、心理與飲食控制，到自行車動力學、頭盔形狀和訓練本質。他們甚至思考如何讓選手在離家比賽時也能睡得好，做法包含帶著自己習慣的枕頭去飯店。他們把這套理論稱為「邊際效益」（marginal gains），也就是即使只是提升一％的微小進步，也值得去追求。當然，想要證明任何一個邊際效益都能帶來微小的轉變並不可能，因為個別效益本身的影響微不足道，但這些微小改變的加總所造成的整體影響卻極端巨大。在二〇〇八年和二〇一二年的奧運中，在這項運動總計十面金牌中，英國自行車國家隊奪下了七面金牌。

想從邊際效益概念中學習，我們不需像自行車隊那樣嘗試精準分析自己的睡眠，但可以吸收它的核心精神：從小事著手，而且不要因為某個方法一開始沒見效就立刻放棄。在接下來的章節裡，如果你只應用其中某一個點子卻期待它能一舉治癒失眠，那你將會失望。但從另一個角度來看，若閱讀這些內容幫助你用全新的觀點看待睡眠，並做出幾個細小但可行的改變，而且如果你的目標不是達到完美的睡眠品質，而是睡得比現在好，那麼本章將讓你獲益良多。

良好睡眠模式的重要性

睡到自然醒的誘惑

・・・・・・・・

誰不喜歡睡到自然醒呢？我確實喜歡。光是知道隔天早上不用設鬧鐘，就經常足以讓人一夜安穩、徹底放鬆。至少一開始是如此。

若是週末，這種安排或許沒什麼問題，但假期就不一樣了。當我開始掉進讓早起時間從平常的六點半延後到七點、七點半的習慣時，麻煩就來了。如果我一路睡到八點半，那幾乎可以宣告接下來的夜晚注定會睡得斷斷續續的，甚至我能預料至少會有一、兩個小時，我將在深夜時輾轉難眠。

我應該更早察覺這些警訊，但我知道解方。鬧鐘得重新設定時間，即使假期還有整整一週要過。

・・・・・・・

當病人來找我求助睡眠問題時，我第一個會問的問題總是：他們幾點睡覺、幾點起床？我真正想知道的是，他們待在床上的時間，什麼時候在睡覺，什麼時候是醒著躺在床上。這是因為我了解，睡眠節律非常容易被打亂，而在沒有調整這個問題之前，其他任何改善睡眠的方法都很難奏效。

常見的情況是，某人因為長期睡不好變得非常疲憊，於是提早上床睡覺。這聽起來很合理，他們很疲憊，且在沙發上睡著了，提早上床不是更好嗎？於是他們晚上九點就上樓，很快入睡。但凌晨兩點醒來之後，整個晚上的其他時間都睡得斷斷續續的，大部分時間都在看著時鐘，感覺時間過得無比緩慢，直到早上六點才又睡著，睡到八點。事實上，他們確實睡了七個小時——凌晨兩點前睡了五小時，早上六點到八點又補了兩小時。但因為他們待在床上的時間長達十一小時，整晚覺得糟透了。當出現這種情況時，很值得問自己兩個問題：

- 哪一個是比較大的問題：只睡了七小時，還是半夜醒著四個小時？
- 如果可以換得七小時連續不間斷的睡眠，你願意用十一小時裡斷斷續續的七小時睡眠來交換嗎？

多數人同意，雖然他們希望自己不要那麼疲倦，多睡一小時當然很好，但真正讓人痛苦的是：輾轉難眠、在床上清醒地躺著的挫敗感，以及半夜醒來擔心明早會累得要命的焦慮。如果我能保證他們能連續睡足七小時、不被中途清醒打斷，他們甚至會迫不及待地接受這個提議。當然，我無法保證這一點，但我可以幫助他們朝這個方向邁進。

提早上床睡覺又晚起牽涉到三個問題。第一個也是最明顯的問題是，成年人的平均睡眠時間大約是七到八小時，而如果我們待在床上的時間長達十一個小時，那等於保證自己會不痛快——至少三到四個小時是清醒的。第二個問題在於，一天內我們的身體必須醒得夠久，才能為一夜好眠做好準備。通常來說，這表示我們保持清醒的時間大約十六小時。如果我們早上八點起床，那麼入睡時間應該是在午夜，而不是晚上九點。第三個問題則與大腦的聯想有關。大腦愈能將臥室、床鋪、枕頭、黑暗等元素與睡眠建立起穩定的連結，就愈容易在這些環境下自動啟動睡眠模式。

相反地，當我們的大腦愈來愈習慣把臥室與清醒、焦慮、解決問題和思考等行為聯想在一起，它就會在我們一躺上枕頭時，進入啟動模式。這又回到制約的概念：我們需要制約自己，只把床和兩件事連結：睡眠與性生活（順帶一提，健康的性生活確實對睡眠有幫助！）。

我看到第二種常見的睡眠模式問題是，睡眠雖然不中斷卻整個顛倒。有人凌晨四、五點才上床睡覺，然後一路睡到中午或下午。雖然總睡眠時數足夠，但卻是在一天二十四小時錯誤的時段裡完成。通常學校、大學或工作會預防我們發生這種模式的作息，但對於那些生活中缺乏正式結構的人來說，很容易發現他們的睡眠節奏會脫離一般軌道，這確實是一大挑戰。

恢復正常睡眠節奏

當一個人決定設定的目標是達成七小時不間斷的睡眠時，我接下來會問他們的問題是：他們希望這七小時是發生在什麼時段？這個問題非常重要，因為如果你真的想達成目標，你就得從關燈那一刻起，將七個小時後的時間設成鬧鐘。所以，如果你打算晚上十點關燈，那麼你就必須設定清晨五點的鬧鐘！或者，如果你希望早上七點起床，那麼你將必須撐到半夜十二點才能關燈。

等等！我不是說過，成年人平均需要七到八小時的睡眠時間嗎？難道我不能設睡覺後八小時的鬧鐘時間嗎？可以，當然可以。不過，如果你本身就有失眠的困擾，那你就不是平均型的睡眠者，而躺在床上八個小時，往往表示你會在午夜再度醒來。目前你也許實際只睡了五到六個小時，而且整夜斷斷續續，因此期待自己能一口氣睡滿八小時，恐怕太不切實際了。如果七小時對你來說時間太短，那代表你在這七個小時內的睡眠品質是好的；一旦這樣的節奏穩定發展，那麼你可以延長時間。但一開始，從比較實際的目標開始會更有效，事實上，你甚至可能必須從六個小時起步。

限制躺在床上的時間、有助於改善失眠的觀念，並不只適用於睡眠節奏混亂的人。有許多研究證據指出，睡眠限制是治療失眠最有效的方法之一。[8][9]即使你的睡眠節奏沒有被打亂，將躺在床上的時間限縮至六或七小時仍有幫助，正如它是恢復更高睡眠品質的最有效方法。我經常告訴病人，嘗試這麼做的第一個晚上，他們大概會很想罵我，因為他們的身體還習慣半夜醒來的節奏，而早上鬧鐘一響，他們還是得立刻起床，即使前一晚幾乎沒睡到。然而，只要他們願意撐過幾天，睡眠品質將會開始改善，如果他們堅持下去的話。

睡眠衛生

睡眠衛生（sleep hygiene）這個詞是用來形容能幫助我們擁有良好睡眠品質的健康習慣。我沒有很喜歡這個詞，它聽起來很臨床，讓我聯想到消毒水，而不是一張溫暖舒適的床！這個詞是在十九世紀創造的，我猜得感謝維多利亞時代的人，而且我們現在仍繼續沿用它。不過，這個概念的確鼓勵我們嘗試實踐有助於好眠的一些基本原則，而不只是不完善的應急解決辦法。提高睡眠品質的基本原則讓我們聯想到邊際效益理論。有哪些這樣的微小改變可能帶來幫助呢？有些做法很直覺、有些則否，我們接下來會一起看看最重要的幾項。

邊際效益1：為刺激性活動設立宵禁

如果在睡前一、兩個小時，你還在處理讓你焦慮的事，不管是工作，像回覆電子郵件，還是滑社群媒體，那麼這些事就很容易在你半夜醒來時浮現在腦海裡。一旦它們出現，你就很難再次入睡。這些事情當然重要，也需要處理，但試著在它們和你的就寢時間之間，劃出一段明確的緩衝區。

邊際效益2：留意螢幕的影響

無論是電視、平板還是手機，螢幕對睡眠的影響可能非常大。我並不是藍光影響睡眠的專家，但即使這方面的擔憂有爭議，但很明顯的是，螢幕本身可能是高度刺激性的。有些人也許能從激烈的電玩遊戲中直接進入深層睡眠，但他們不是會從閱讀本章中獲益的人！對我們多數人來說，遊戲畫面的視覺記憶將會延續到閉上眼睛之後，而我們會需要時間來降速，才有可能入睡。同樣地，高張力的電視劇也會比輕鬆的節目，像園藝節目更難從大腦淡出；而滑社群媒體的上癮本質，更可能對睡眠產生非常不好的影響。

如果你有睡眠問題，真正重要的是問自己：螢幕對你的睡眠產生了什麼影響？它們會讓你難以入睡嗎？如果你半夜醒來，腦中是否滿是你剛剛看的內容？如果臥室裡有一部電視，問問自己為什麼。這麼安排對你有幫助嗎？還是只是增強了床和清醒的聯想？如果你習慣開著電視入睡，那麼請你確實地、誠實地問自己理由！

邊際效益3：認真思考你的手機放在哪裡充電

我已經數不清看到多少人，在社群媒體上貼文說自己又睡不著了。通常，其他失眠的人會留言回應，至少這麼做大家能彼此取暖。但我總忍不住想：你們半夜都還在滑手機，到底是為什麼？半夜看手機，大概是我們對睡眠做最糟的事情之一。手機螢幕的視覺刺激，會導致我們的思緒從一件事跳動到另一件事，而不是安穩和找到平靜。而且，我們很多人把手機放在臥室充電，也許是因為我們的手機同時是鬧鐘；或者我們覺得需要離手機近

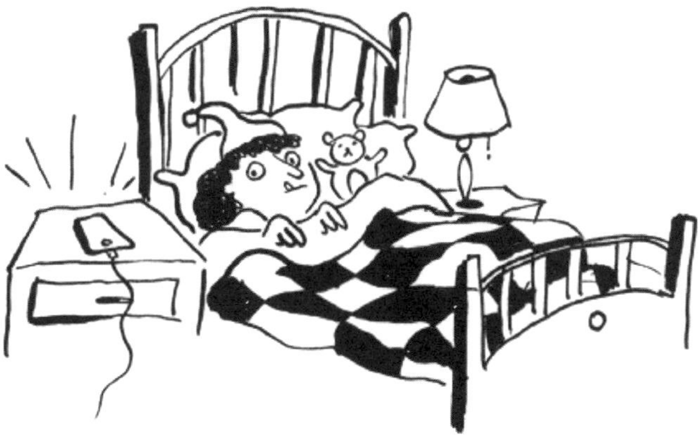

一點，萬一有緊急狀況發生；又或許這只是習慣使然。這不是個好主意。即使我們把手機切換到飛航模式，它因此不會在半夜突然發亮，但它的存在本身就會誘惑我們去看它，一旦我們醒的。只瞄一眼而已，我們會這樣哄騙自己……但往往就一發不可收拾了。

如果可行的話，請把手機放在別的房間充電。如果你需要鬧鐘，可以使用一支沒有ＳＩＭ卡的舊手機，或者乾脆投資一個真正的鬧鐘。也請提醒自己，在智慧型手機發明之前，我們並沒有習慣焦慮地想著一天的每個小時，隨時都要保持聯絡。

邊際效益4：維持簡單的睡前儀式

我們的大腦熱愛例行公事，而在睡前半小時內養成固定的習慣，真的能有助於大腦把這套程序與睡覺產生連結。簡單的盥洗流程是其中一個關鍵環節，喝一杯溫熱的牛奶或讀一本書也有同樣效果。仔細挑選書籍。太刺激的書，你可能會捨不得闔上書本；太無聊的書，可能你第一頁就讀不下去；如果是與工作相關的書，你可能會在熄燈後，腦袋仍不停運轉，持續解決問題。你實際的就寢時間不一定必須每天都一樣。我們需要維持規律的是起床時間，因為賴床往往是破壞睡眠節奏的入門毒藥。但是，當我們感到疲憊，準備入睡而上床睡覺總是比較好，而不是覺得我們必須在同樣的時間上床睡覺。知道我們還沒準備好，強求自己躺在床上，會讓我們數小時仍無法入睡。

邊際效益5：帶著溫暖的身體進入涼爽的臥房

我們的身體在準備入睡的過程中，核心體溫會稍微下降，這個變化對進入睡眠狀態非常重要。而從溫暖過渡到涼爽的環境，正好能幫助這個機制自然順利發生。這也是為什麼在睡前、泡個熱水澡，會成為許多良好睡眠儀式的一部分。保持臥室涼爽且通風良好（讓房間的窗戶整年微微打開）也是一種值得嘗試的微小改善。

邊際效益6：留意你吃進與喝下的東西

我在前一章提過咖啡因對睡眠的影響，特別是它在我們體內停留的時間很久，因此，只在早上攝取咖啡因能真的幫上忙。

躺下時，確保胃裡沒有太多食物也很重要。當你嘗試入睡時，吃太飽、太晚吃會造成不適感，甚至可能發生胃食道逆流，我們因此醒過來。很多人晚吃，晚餐後從餐廳移到沙發，然後直接上床，中間幾乎沒什麼活動，所以在我們躺下和希望入睡前，食物還停留在胃裡。

至於酒精與睡眠的關係更是複雜。酒精的鎮靜作用的確可能幫助入睡，但宿醉效應會讓你更容易在夜裡醒來，隔天也難以感覺真正休息了。我特別親身體會過酒精對睡眠的影響，當時我帶著血糖監測器長達兩週。我對糖尿病患者監測血糖的經驗感到好奇，因此親自嘗試，想體驗他們的日常。結果一天晚上，我在睡前喝了一點酒，看到對血糖的影響，真的是大吃一驚。

那天晚上我除了在睡覺前喝了一小杯杏仁酒（amaretto）之外，並未喝其他酒，也照常進食。隔天早上我醒過來時，查看血糖紀錄，發現夜間竟然出現兩次明顯的血糖過低，其中一次甚至降到二，而低於四就已屬於異常。這就是明顯的低血糖！我的身體晚上一直在工作，釋放腎上腺素並試圖讓我血糖值反應回到正常，難怪那晚我睡得又熱又不安穩！我們家本來就很少在睡前小酌，經歷這次之後，他們很快都說不會再發生

圖15.1：睡前一杯酒精飲料，對我夜間血糖的衝擊

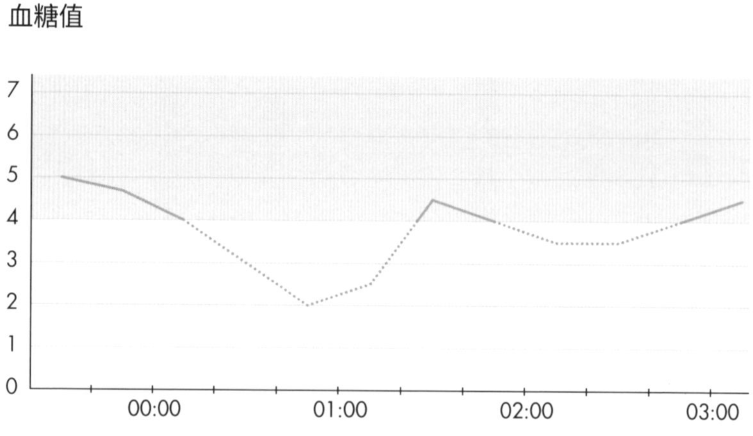

這樣的事了！

而那杯杏仁酒裡的糖分也可能推波助瀾。因為甜食會促使身體分泌大量胰島素，導致血糖在兩、三小時後突然大幅下降。這也是為什麼睡前攝取高糖食物，會對睡眠造成明顯的干擾。

邊際效益7：不要只是躺在那裡

當你在夜裡醒過來時，重要的是必須有一套策略或幾個備用方法因應。一旦你醒過來十到十五分鐘，若沒有半點睡意，那麼與其在床上翻來覆去，不如起身做些什麼會更好。有時只是去一趟浴室再回來，就足以讓你重新進入睡眠模式；但有時你需要做點什麼來轉移注意力，幫助大腦重新設定成準備入睡的狀態。可能的做法，包括：打開小燈閱讀十到十五分鐘，或是下樓換個空間閱讀；又或者，將一直盤旋在腦中的擔憂寫成清單，幫助自己先放下。也可以不開燈、躺在黑暗中，應用讓思緒平靜的方法，比如回想一段你熟悉的散步路線、逐一收緊並放鬆每一處肌肉，或進行正念練習。但要特別小心，避免做跟工作有關或會造成視覺刺激的事情。當你醒著時，這種想法會很誘惑人：既然睡不著，不如利用時間做點有生產力的事吧！例如，趁這段時間回幾封電子郵件。然而，假如你採取這種做法，幾乎會保證你清醒很久。

小結

維持睡眠品質良好的最重要原則是，弄清楚你希望在何時入睡，並在這之外的時間盡量不要躺在床上，接著再一步步建立有助於擁有良好睡眠品質的小習慣。不要期待這些方法一夜之間就能見效，但也別對多年失眠感到無可救藥。你能睡得更好，而這絕對值得你努力。所以，保持開放的心態，學習關於睡眠的知識，觀察什麼對你有幫助、什麼沒有幫助。你也可以考慮認知行為治療（詳見第17章），它是目前證據最充足、成效最被肯定的治療方式之一。最後要記得：就算你已經睡了一輩子，並不代表你真的知道怎麼好好睡覺！

第16章

呼吸
我們如何搞砸一輩子都在做的事？

呼吸困難一直是我認為非常需要重視的症狀，遇到這種情況，我一定會安排面對面的診察，仔細傾聽病人的故事，並進行全面檢查。作為一名家庭醫師，我很幸運能接觸到因為心臟或肺部問題而感到呼吸困難的病人，也有焦慮導致的呼吸困難。正如醫學的許多面向，你會開始留意到某些規律。

當一個人有心臟或肺部狀況時，他們的呼吸通常會在活動時惡化，而且不會因運動而改善；他們常常覺得呼氣時比吸氣困難；他們的手和腳不太會出現麻刺感，也比較少感到頭暈。他們很少會形容自己「吸不到足夠的氧氣」，或有想要強烈深吸一口氣的衝動。他們的血氧濃度可能是正常的，但靜止時血氧濃度偏低，且活動之後仍會下降。臨床檢查的結果可能會透露出他們呼吸困難原因的線索，例如用聽診器聽到喘鳴聲或肺部的爆裂音、心雜音，或是其他身體徵象。

驚恐或焦慮相關的呼吸困難則截然不同。最明顯的感覺常常是，無法吸入一整口氣，而吐氣則不太會成為問題；經常出現嘆氣，呼吸急促的感覺則多半發生在靜止時，一旦開始活動或把注意力轉移到其他事情上，症狀就會完全消失；常會伴隨手腳刺麻或頭暈，而血氧濃度通常是正常甚至偏高，運動時也不會下降。檢查結果往往也正常，但我經常會注意到，病人在看診過程中會大力嘆氣、習慣用嘴呼吸而不是鼻子，並且用胸部上方的肌肉在呼吸，而不是主要使用橫膈膜（diaphragm）。

心肺疾病引發的**呼吸系統疾病**（breathing disorder）與心肺正常、但呼吸失調的**呼吸紊亂**（disordered breathing）之間的差異。從症狀的組合來看，兩者並不難區分，但當你自己正經歷這些症狀時，兩者的感受卻幾乎一樣，且都令人害怕。如果你常受到焦慮困擾，這也是為什麼理解你的呼吸狀況格外重要的原因。

憋氣和過度換氣

我們都知道，人無法憋氣超過一、兩分鐘。忍不了多久，我們就會強烈地想要吸氣，不得不大口喘氣，但你知道為什麼嗎？和你想的原因可能剛好相反，事實上這並不是因為我們需要吸進空氣，而是因為我們需要把氣排出去。因為強烈的呼吸衝動，跟氧氣無關，而是跟二氧化碳有關。當我們憋氣時，血液中的氧氣濃度會稍微下降，但因為我們的血液含有大量氧氣，而且紅血球中的血紅素能有效儲存這些氧氣，所以即使氧氣稍有變化，大腦也不會立刻察覺到危險。但二氧化碳就不一樣了，我們血液中的二氧化碳含量本來就比氧氣低很多，因此即便只是微小的變化，在比例上也會很明顯，身體於是很容易就能偵測到這樣的變化。

當我們憋氣或進行激烈運動時（因為我們的肌肉在活動時，會消耗氧氣並產生二氧化碳），血液中的二氧化碳濃度就會上升，這會刺激我們大腦裡的呼吸中樞，我們開始呼吸或加快呼吸速度，希望藉由呼吸排出多餘的二氧化碳。這表示二氧化碳濃度大多仍能夠保持穩定，儘管我們做劇烈運動，或者多數人有肺部或心臟狀況。只有在某些長期肺病有狀況或嚴重呼吸衰竭的情況下，二氧化碳才會升高，否則濃度通常不會過高或過低。

那麼，讓我們現在來思考，如果一個心肺功能正常的人，開始呼吸得比實際需要還快，會發生什麼事？雖然我們屏住呼吸的時間有其極限，卻沒有什麼能阻止我們呼吸得太快。我們無意識的呼吸機制很容易被控制，而這會導致氧氣濃度上升，二氧化碳濃度下降。氧氣濃度的上升並不是什麼大問題，因為氧氣過高從不會對身體造成危害。不過，如果一個人的血氧飽和度達到九九％到一〇〇％，反而提示我們：他可能正在過度換氣，因為正常的範圍是九五％到九八％。然而，二氧化碳濃度過低就可能引發各種令人不適的症狀。

二氧化碳溶於水會形成弱酸，因此當我們呼出過多的二氧化碳時，會改變血液的酸鹼值

（pH值）。血液變得較鹼性，會暫時影響神經與肌肉的正常運作，導致一些不適的症狀，例如：刺麻感（通常發生在四肢末端，比如手指、腳趾，有時甚至是鼻尖）、頭暈，甚至在比較極端的情況下，會出現肌肉痙攣，也就是所謂的「手足搐搦症」（tetany）。這些情況雖然令人不安，但其實都不嚴重，等到呼吸恢復正常後，就會自然消失。然而，這樣的身體反應令人不安，且會讓人更焦慮，反過來又造成自己更容易過度呼吸。

只要透過快速換氣（hyperventilate），就能夠再現這些症狀（而當我檢查病人肺部時，我總是得特別小心避免引發他們的症狀，當我要對方深呼吸時！）。如果你決定試試看會發生什麼事，建議你找個人在旁邊陪你，然後坐著進行——倒不是做這個會發生什麼危險，而是萬一你覺得頭暈、快要跌倒，怕你覺得尷尬！

呼吸紊亂或過度換氣

過度換氣有兩種形式：急性（acute）和慢性（chronic）。這兩個詞容易讓人混淆，我記得在當醫學生時，聽教授說某件事是急性或慢性時，常感到困惑。當我終於搞懂這兩個詞的意思非常簡單時，甚至有點失望：在醫學上，急性只是指最近才發生，而慢性則表示已經持續一段時間了。因此，急性過度換氣（acute hyperventilate）是指突然發作、快速過度呼吸，通常出現在恐慌發作時。這時人會有明顯的呼吸急促，伴隨刺痛感、頭暈等主要症狀，以及前面章節中討論過的其他驚恐症狀。

然而，慢性過度換氣（chronic hyperventilate）就更隱晦，也更容易被忽略。它可能指一個人平均每分鐘呼吸十四次，而非一般的十二次，或是指更多使用胸部上方的肌肉呼吸，而不是用橫膈膜，但這樣的呼吸模式卻可能引發各式各樣令人困擾的症狀。而學會如何調整呼吸方式，將能在處理焦慮時帶來極大的改善。

我發現過度換氣這個詞，在描述慢性狀態時難以使用。因為，他們的呼吸速度通常不會明顯加快，而直接告訴他們「你正在過度換氣」似乎也與他們的感受牴觸。這個詞還會隱含著他們是自己選擇要過度呼吸的感覺。相較之下，用呼吸紊亂來形容這個現象，在思考真的發生什麼事情時比較有用；但問題來了：為什麼我們的呼吸模式會這樣改變？

努力不要打呵欠

幾年前，我有位熟識多年的病人，每次她抓到我打呵欠時，總會打趣我：「你又打呵欠了！」她會一臉調皮地笑著說：「我很無聊嗎？」

她並不是認真的，這只是我們之間的玩笑，每次都會笑成一團。但問題是：我真的控制不了！她有嚴重的肺部疾病，通常是呼吸狀況惡化時才來看診，這也表示她在我診間裡，總是氣喘吁吁。那往往是接近中午的時間，在一整個早上的看診後，我可能也有點疲累，但我不停打呵欠的主要原因跟這些都沒什麼關係，更不是因為這位幽默的病人讓我無聊！

問題是，看到她呼吸困難的樣子，會讓我無意識的開始注意自己的呼吸；我愈是注意，就愈覺得自己需要吸一口比平常更深的氣，這跟打呵欠有很大的關聯。當我愈是努力不去打呵欠，就愈壓抑不住打呵欠的衝動。我確信自己可能已經被制約了，只要看到這位特定的病人，我就會想打呵欠，因為當我看到她，就會持續打呵欠！

你曾經試過強忍著不打呵欠嗎？你臉上的表情會變得很奇怪，給別人的印象像是混著專注、困惑與便秘。這真的一點也不好看！難怪她會覺得這畫面很有趣！

• • • • • • •

我們對「打呵欠會傳染」這件事不陌生；當你看到別人開始打呵欠，自己也會忍不住跟著想打。而當你身邊有人呼吸困難時，也會出現類似的情況。你會開始注意自己的呼吸，就像我和那位病人一樣，會突然想打個哈欠或比平常深吸一口氣。這種短促、帶有嘆息感的深吸氣，正是呼吸紊亂的人常經歷的現象。他們經常形容自己感覺吸不到足夠的空氣，就像每次呼吸都在努力爬坡，卻總差那麼一點才到達山頂。事實上，任何讓你開始注意自己呼吸的事情，都可能引發這種效果。甚至光是閱讀這一整章關於呼吸的內容，都可能讓你開始感受到呼吸變得困難！

那麼，如果在房間裡讓你潛意識開始出現呼吸困難、想要深吸一口氣的人，就是你自己呢？事實是，我們平常根本不會注意到自己的呼吸；它靜靜地在自動進行，每分鐘約十二次，既不引人注意，也無需刻意思考。察覺自己呼吸的存在讓人覺得很不舒服，而一旦你開始留意，會衝動想吸更大口氣，而且你就會愈注意自己的呼吸，引發惡性循環。這是為什麼有些人出現呼吸紊亂，也可能有肺部疾病的原因。我在診間最常見到的就是氣喘（asthma）。有輕微氣喘的人，很容易因為輕度的呼吸不順，引發一連串呼吸紊亂的反應，進而頻繁使用緩解型藥物（reliever medication），卻發現藥效似乎不如預期。

呼吸紊亂的機制

了解呼吸紊亂的關鍵是，掌握過度換氣機制下的胸腔如何以失調的方式換氣，和一般呼吸有多大的差異，而這如何導致受胸腔和肩膀影響的症狀。正常的呼吸效率極高，幾乎完全是由橫膈膜所驅動。橫膈膜是一塊強壯又幾乎不費力的肌肉，位於肺部下方，像一組風箱在運作：當它收縮時會向下推，使肺部擴張、吸入空氣；當它放鬆時，肺部因本身的彈性自然回縮，將空氣呼出。

這種正常呼吸模式能在日常活動中有效運作，不過我們體內還配備了「加速火箭」，也就是胸腔與肩膀的肌群，當我們需要更劇烈活動、提高呼吸頻率與深度時，這些肌群就會派上用場。這些加速火箭包括：肋骨之間的肋間肌，以及肩膀的輔助呼吸肌。肋間肌能幫助撐開胸腔，而肩部的肌肉則會與橫膈膜形成對拉力量。這兩者相互協作，能有效幫助我們在劇烈運動時，將肺部擴張到最大程度。

問題在於，當我們深深吸一口氣、嘆氣，或者當我

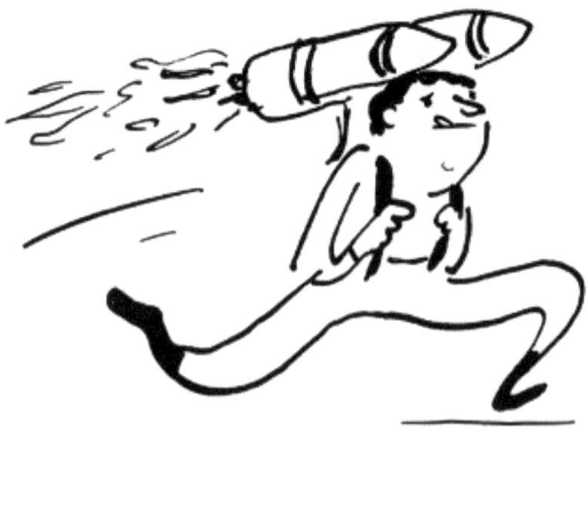

們試圖「越過山頭」、努力吸滿一整口空氣時，也會啟動這些輔助肌群與肋間肌。這些肌肉原本只在我們激烈運動時才動用，現在卻變成了日常呼吸的一部分；但這些肌肉並不是為了長時間這樣使用而設計的，也不擅長這種工作。這等於是我們把加速火箭用過頭了！不久之後，這些肌肉就會開始抗議，表現為胸痛、肩頸痠痛。這些肌肉性胸痛通常不會太劇烈，但胸口不適是最容易引發焦慮的症狀之一，會讓我們對呼吸變得更加敏感，於是惡性循環就易於形成了。

呼吸紊亂或慢性過度換氣，有時也會被稱為「過度換氣症候群」（hyperventilation syndrome），因為它可能伴隨一連串不同的症狀。我不確定「症候群」這個詞有多大幫助，因為它總是讓人聽起來覺得更可怕。但在醫學上，當某個狀況會引發一系列、不只局限於單一身體部位的症狀時，醫生就會用症候群來命名，且呼吸混亂確實能夠引發廣泛的症狀！

呼吸紊亂引發的常見症狀包括：

- 呼吸困難（這當然是最明顯的）
- 胸壁疼痛
- 肩膀與頸部痠痛
- 手腳麻刺感

• 頭暈目眩

以及一些常見的焦慮症狀：

• 感到焦慮（這也很明顯！）
• 心悸、手掌發冷發汗、顫抖、出汗（這些都與焦慮引發的腎上腺素有關）
• 腸胃症狀，例如腹瀉、腹脹或腸道痙攣
• 睡眠不佳

還有一些症狀直接與呼吸問題有關：

• 性功能障礙（有時光是想著要喘氣，就可能影響接吻，甚至讓親密行為變得分心或中斷）
• 疲憊（過度換氣本身，加上焦慮帶來的消耗，很容易讓人精疲力竭）

如何知道自己是否呼吸紊亂？

如果你有呼吸問題，最好的做法還是去看醫生，排除其他潛在因素，並幫助了解自己的呼吸狀況。不過，許多有呼吸紊亂的人，一開始是因為源於這種疾病的其中之一症狀而去看醫生，等到你和醫生慢慢了解後，才意識到背後其實是呼吸習慣出了問題。呼吸紊亂常常被忽略，也經常沒被正確診斷出來。即使像我這樣對呼吸疾病有興趣的醫師，也不例外。這是因為醫學訓練大多偏重看得見、驗得出來的疾病，像透過檢測或顯微鏡能得出確切結果的病。至於像呼吸紊亂主題，往往容易成為邊緣議題。我自己參加過無數場肺病講座，卻從來沒有一次是專門在講這個主題的。所以，如果你懷疑自己可能有這方面的問題，請不要猶豫，主動向醫生提出來討論。你們或許需要一起合作。這裡有幾個可以參考的觀察方式，如果你懷疑呼吸紊亂是否會是你的議題。

首先，有一份正式的症狀問卷叫做「奈梅亨問卷」（Nijmegen questionnaire），你可以在網路上輕鬆找到，前提是你能記得怎麼拼它的名字！這份問卷背後有經過若干研究驗證，主要用來評估過度換氣對個人的影響程度，但並非用來作為正式診斷的工具。問卷總分為六十四分，若得分超過二十三分，便暗示有過度換氣症候群的傾向；不過單憑這份問卷並不能確定或排除診斷，還應該配合醫生的臨床評估。

你也可以透過觀察自己的呼吸模式來獲得線索，雖然這裡的挑戰在於，只要你知道自己正在注意呼吸，那麼察覺本身就可能會影響你的呼吸！我有位病人最近想到一個非常聰明的方法：她回頭去看她參加線上會議的錄影。許多組織都會錄下會議內容作為紀錄，她便回頭去觀察自己在最近會議中的呼吸情況。她看到自己在正常呼吸中穿插著嘆氣聲，還有頻繁需要深吸一口氣的畫面。如果你沒有錄影可看，也可以請熟悉你的人幫你觀察，看他們有沒有注意到你常常深呼吸。或者，你也可以練習提高覺察力，試著自己注意這些呼吸習慣。你也可以問問自己：我平常肩膀的姿勢如何？當人們用輔助肌肉呼吸時，往往會聳肩，頸部緊繃。當你放鬆或垂下肩膀時，觀察自己的呼吸有什麼變化？

還有一點也很值得注意，你是否容易憋氣。對於肺部健康的人來說，正常情況下應該可以毫不費力地憋氣至少三十秒。而根據我的經驗，有過度換氣傾向的人通常很難做到這一點，往往只能撐到二十秒，甚至可能短到十秒，就會感覺不得不需要吸一口氣。很明顯的是，如果人有肺部疾病，也會憋氣困難，所以不能從過度換氣區分肺部疾病。但如果你知道自己的肺是健康的，那麼這樣的觀察就會變得很有意思。

管理呼吸紊亂

首先要記住的一點是：任何讓你特別注意自己呼吸的事情，都可能讓過度換氣更惡化。因此，如果有任何可以輕易改善的方式，例如因花粉症（hay fever）導致的鼻塞，就治好它。又或者，如果你同時也有氣喘（asthma），那麼確保氣喘的控制達到最佳狀態，這樣才能更有效改善呼吸紊亂的問題。

接下來的步驟是深入了解並認識自己的呼吸本質。你可以思考，自己的呼吸紊亂可能出自何處。也許是源自一次恐慌發作或廣泛性焦慮；但也有很多人是因為明顯的生理疾病才出現這種呼吸模式。例如，在重大手術之後，為了幫助病人肺部擴張、預防胸腔感染，他們常被教導要用力換氣。長期下來，這樣的呼吸方式就可能變成壞習慣，不容易改變，一旦你已經習慣成自然。又或者，有些人在經歷新冠肺炎感染時曾經有呼吸困難的經驗，這會導致他們在康復期間發展出一種不良的呼吸模式，反而妨礙了身體的復原。當然，長新冠的問題遠不止於呼吸紊亂，但對某些人來說，這確實是其中的一個因素。

了解自己為何會出現各種症狀的解釋本身就能帶來極大的幫助。當一個人感覺到全身上下都有症狀時，常常會有一種「快要崩潰」的感覺，好像身體已經快撐不下去。這種感覺非常令人焦慮，若能找到將所有症狀串聯起來的解釋，往往能帶來極大的安慰。光是明白為什麼我會胸痛，便表示你可以不再那麼擔心，焦慮自然減輕，過度換氣的情況也會減少；惡性循環便會轉變為良性循環。

轉移注意力是處理焦慮與呼吸紊亂特別有力的工具，因為一旦我們的注意力轉移到其他事情上，自然就不再那麼專注於呼吸，而且呼吸也就穩定下來。當有些病患因恐慌發作而過度換氣時，我經常發現如果我一直跟他們談論呼吸或胸痛，他們反而更難平靜下來。但如果我能引導他們聊聊沒有相關的話題，像他們的工作、家庭或小孩的名字，他們的呼吸往往會在不知不覺中緩和下來。

最後，也是最關鍵的一步是，你需要重新訓練你的呼吸模式。第一步，請開始注意自己有多少時間是用嘴巴，而不是用鼻子呼吸。多數呼吸紊亂的人都習慣用嘴呼吸，而用嘴呼吸只有在我們劇烈活動時有效。當我們透過嘴巴呼吸時，能夠吸入很多空氣，有助於我們跑步。但這種呼吸方式比胸腔呼吸沒效率，而且傾向讓我們使用胸部肌肉，而不是橫膈膜來呼吸。當我們使用嘴巴呼吸時，更容易本能地出現嘆氣式的呼吸反應，因此單純改用鼻子呼吸，就可能帶來巨大的改變。進一步來說，你可能會希望跟專門處理呼吸系統疾病的物理治療師工作。我猜測這和聲樂老師訓練學生的方式有很多相似之處，因為他們都在幫助人們恢復最有效率、最有效果的呼吸方式，也就是透過橫膈膜進行的腹式呼吸，而非依賴胸部上方肌肉。比較正統的途徑是，透過家庭醫師轉介給具備呼吸治療專長的物理治療師，但我猜想你也可以考慮加入合唱團並試上幾堂聲樂課。

第17章

認知行為治療：以理性的方式，解決理性的問題

在我們的社會中，有一種普遍的觀念是：光靠說話，你沒辦法治好身體的問題。當然，不是每個人都這麼想，但我經常遇到有這種想法的人，而這樣的信念從根本上來看，就是錯的。

我可以理解這樣的想法從何而來。首先，很多人預設心理與身體是分開的，加上社會普遍的汙名：身體的疾病比心理的疾病更正當。我們害怕醫生告訴我們：身體的疼痛可能有心理因素，因為這暗示了「事情出在大腦」，或者事情是我們想出來的。一個良性的、清楚明確、可以治療的疼痛生理原因，比起心理層面的解釋來得更為乾脆俐落，也更容易讓人接受和處理。

更何況，談論自己的情緒是困難的。這需要時間、精力，也會讓人情緒耗竭。我們或許得探索自己不喜歡的那一面，或者重提自己寧願遺忘的事件。甚至，我們可能得準備去挑戰一些自己的核心信念，或處理自己不健康的行為。這些都很難，所以會說服自己這麼做沒用，如此一來，就不需要去面對讓人不舒服的部分。又或者，我們有過談論心理健康的壞經驗。也許我們曾試著敞開心扉，對一個完全無法理解我們感受的人傾訴。但因為他們自己從沒經歷過那樣的

事，或者我們曾讓自己脆弱地表達，卻換來對方的批評。這樣的經驗往往也會在心裡留下很深的傷痕。

班恩在考慮接受認知行為治療之前，也曾懷抱著類似的擔憂。我們來看看他的故事。

班恩的故事

我是在大學最後一年時，焦慮與憂鬱的情況變得愈來愈明顯。那時我還是班上成績最好的學生之一，但焦慮讓我在每一個專案中都過度分析自己的決定。我開始過度關注各種細節，擔心別人可能會怎麼看待我所做的每一個選擇。

漸漸地，我開始擔心每一個人對我的看法，尤其是那些我根本不認識的人。我擔心別人評斷我，最後還不敢離開住的地方。我甚至擔心去街角的小商店，以避免我沒有帶足夠對的零錢。

我無法理解「一般人」如何能面對這麼「複雜」的人生，像是報稅、簽合約、談戀愛……我連去買東西都快崩潰了，別人如何處理比活下去更困難的任何事？

第一次去上認知行為治療的課程時，我真的覺得很可怕。我記得我媽媽載我到治療中心大樓外，把我放下來，我走進去後，被引導到一間有廚房的等候區，裡面已經有幾個人正在等待，大家還被告知可以先喝杯熱飲。大家都站在牆邊，低著頭看自己的腳。我也是。那一刻我真的很害怕。

‧‧‧‧‧‧‧‧

班恩仁慈的願意分享自己的經驗，而他的故事一點也不罕見。無論是那種被焦慮壓得喘不過氣的感覺，還是剛開始接受認知行為治療時的緊張不安。班恩參加的是團體形式的認知行為治療課程，這種形式的治療效果相當顯著，但認知行為治療也可以與治療師一對一的方式進行。我們之後會再回到班恩的故事，看看他的轉變。

身為家庭醫師，我很快就了解到，說話能對個人生活的每個面向產生深遠和經常的影響。剛當上醫師時，我跟許多年輕醫師一樣，總想著幫每一位我看過的病人解決問題：開藥、轉診、治療，這些都讓我感覺自己有在做事。但我不可能總是想著**去做**什麼，有些問題並不容易處理，我經常發現自己只能單純和病人聊天，甚至不清楚在會談中達到什麼幫助。我過去以為單純聊天總是沒辦法提供幫助，但出乎意料的是，聊天經常有效。一而再、再而三地，人們告訴我：光是來這裡聊聊，他們就感覺好多了；他們更看得清楚方向，或者就是覺得沒那麼手足無措了。我也看到人們的談話內容和想法，會如何影響他們的所做所為、身體反應；最重要的是他們的情緒感受。說話連結了想法、情緒和行動，正如它們對我們身體運作的影響，我其實早就在實踐認知行為治療了，只是不自覺而已。

認知行為治療的基本原理

認知行為治療背後的基本觀念，是我們的想法、情緒與行為（行動）彼此互動，而且其一都會深刻影響另外兩者，同時也會反映在我們的身體運作與可能引起的各種症狀表現上。下圖17.1顯示認知行為治療的精髓。

圖17.1：想法、情緒、行動與身體——認知行為療法的基礎

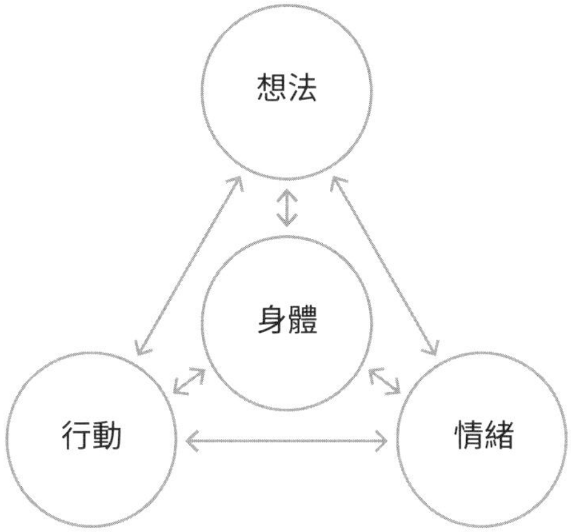

想法、情緒與行動之間如何相互影響？

我們來看看想法、情緒與行動之間如何彼此牽動、互相強化。有時這三者會形成完整的循環，例如：

- 我相信沒有人喜歡我，而且我不知道該跟人說什麼（想法）→我在社交場合感到不自在（情緒）→我避免參加社交活動（行為）→我因愈來愈不習慣參加社交活動，所以缺乏社交練習（行為）→因為我不習慣參加社交活動，我更加確信沒有人喜歡我，而且我看到人不知道該說什麼（想法）→我對於社交場合感到不舒服（情緒）

或者有時只有其中兩個元素牽涉其中：

- 我感到沮喪、情緒低落（情緒）→我太低落了，不想打開窗簾，就待在陰暗的房間裡（行為）→被困在這樣的環境中，讓我感覺更沮喪和可憐（情緒）
- 我相信自己一無是處（想法）→這讓我覺得非常消沉、情緒低落（情緒）

↓我低落到覺得也許自己根本不該存在（想法）

認知行為治療正是用來辨認這些互動模式，釐清你在經歷哪一種循環，並找出可以改變的關鍵點，進而打破惡性循環。你可以自己進行認知行為治療的練習，不過若有熟悉這個方法且能幫助你探索的治療師陪你，往往更有效果。這就是為什麼和治療師一起工作，常常能帶來真正的突破，正如同他們能幫助你獲得洞察力，並由此產生真實的改變。

情緒是主觀的，無法被挑戰

在想法、情緒與行為三者之中，情緒往往最具影響力。它們是立即的、直接的，總是要求我們的注意力。情緒是我們此時此刻感覺到的，並非明天可能感受到，也不是昨天已經感受到的東西。情緒只存在於現在，而且，**無法**挑戰它們。這是什麼意思？如果你此刻感到沮喪、悲傷或焦慮，那麼就是不可能告訴自己現在感覺好。你感受到什麼，就是真實存在這個情緒。沒人能告訴你，你沒有感覺到，而且只是告訴自己感覺到什麼也沒有用。這也是為什麼跟別人說：振作一點、開心一點，沒有用。情緒不是虛假的，它就是你感覺到的那樣，它就是你現在的主觀體驗。這是為什麼情緒同時是主觀且不可挑戰的。

情緒通常可以用詞彙來描述，例如「開心」「悲傷」「焦慮」「生氣」「絕望」。但在英文語境裡有一個混淆是，我們常用「覺得」（feel）表示「相信」（believe）。我們可能說：「我覺得我讓大家失望了。」（I feel that I have let everyone down.），但這其實是描述一個想法或信念，而不是一種感覺。我們可能感覺難過或失望、挫折，因為我們相信自己讓每個人失望了。如果你曾發現自己使用超過一個詞彙來描述感受，你可能正在形容的不是感受，而是想法。這一點非常重要，因為想法「可以」被挑戰，而情緒不行。

情緒想掌控一切，但它們並非好的領導者

情緒可以是正面的，也可以是負面的，但當它們令人不舒服時，往往會試圖主導我們的一切。它們會強烈地吸引我們的注意力，緊抓不放；而且，情緒愈強烈、愈痛苦，我們就愈覺得必須立刻處理它們。但情緒是糟糕的領導者。這是因為情緒只管當下，只稍微關心未來或過去的經驗。當我們悲從中來時，很難記得昨天自己還感到快樂；當我們陷入焦慮時，很容易忘記自己是因早上時段經常感到焦慮，也很難記得一旦到了下午，狀況通常就會好多了。我們的注意力只專注放在：當下感受多不舒服，以及我們多想擺脫。

我們想讓自己感覺好一點沒有錯，但是關鍵在於情緒如何影響我們的想法與行為，以及

我們如何需要學會掌握思考與行動，而不是任由情緒來指揮一切。有時情緒或許會引導我們做出正確的行動。我們或許會因為傷害了別人而感到難過，而我們的感受引導我們誠懇地道歉。但有時我們可能感到難過，就對別人道歉，即使我們根本沒錯、不需要道歉，結果我們的感受反倒單純讓我們困在一段有毒的關係中。有時我們或許覺得緊張，而這種感受引發我們出門跑步，這對我們是有益的。然而緊張的感受或許會引發我們喝太多酒、為了紓壓而暴飲暴食或者自我傷害。這些都是沒有幫助的行動。

在多數情況下，情緒正是讓我們陷入逃避循環的推手，而這會讓焦慮更惡化。認知行為治療整體，甚至是這整本書都可以濃縮成：我們需要透過釐清思緒並選擇有幫助的行動來管理情緒，而不是讓自己的想法與行為無條件的淪為情緒的僕人。

挑戰你的想法

既然情緒無法被挑戰，對於負面想法最有用也最重要的做法是，質疑並挑戰它們。例如，你可能有自己不擅長交朋友的想法。經常我們的想法似乎很絕對、不容挑戰，而且我們也會發現自己使用像「不能」或「不會」這類字眼。你可能會對自己說：「我沒辦法交朋友」或「我不參加聚會」。這些用字遣詞讓這些信念顯得更堅不可摧，但其實這些說法是可以被質疑的。

你沒辦法交朋友的證據是什麼？有沒有任何人把你當朋友？如果有，那無法交朋友的說詞，又代表了什麼？如果你的其中一個朋友，表示自己沒辦法交朋友，你會怎麼跟對方說？如果你能挑戰朋友的想法，是否也就能挑戰自己的？有時不妨想像把自己的想法放到法庭上，就可能知道這些想法是否經得起質詢。

當開始這樣挑戰自己的想法時，我們便開啟了可以重新思考的大門。我們需要務實，你也許仍然覺得自己交友有困難，但已經開始用不同的方式思考了；當想法轉變時，情緒也會跟著想法改變。一旦你提醒自己，身邊還是有朋友的話，你可能會感覺自己沒那麼差，也比較不孤單。這

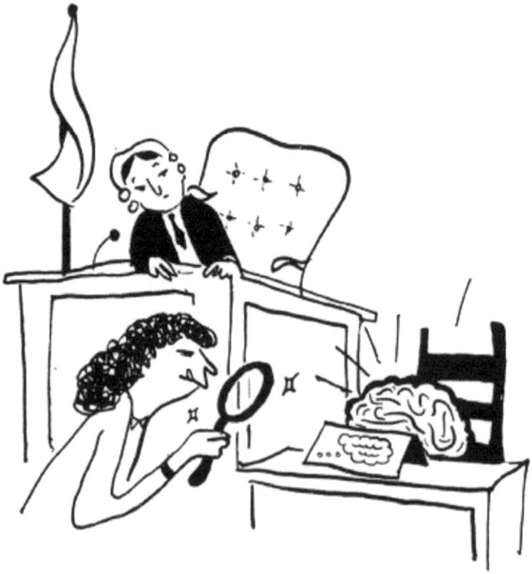

就是可以繼續努力的起點。

你需要挑戰的想法，可能不同於上面的例子。我們需要挑戰的是其他沒有幫助的想法，例如：

- 「我是個壞人。」
- 「我不能減少任何承諾，因為每個人都太依賴我了。」
- 「我永遠都無法原諒。」
- 「我永遠不會好起來。」
- 「我只要懷疑身體有問題，就必須去看醫生。」
- 「我無法控制自己的怒氣。」

你可能會發現挑戰這些想法非常困難：你試著挑戰自己的想法，但不論證據應該多麼有利，但大腦仍然拒絕接受。彷彿這是有偏見的陪審團，無論你提出多少論點，它就是不改變立場，因為陪審團已自有定見！這確實是認知行為治療常被批評的一點：對某些人來說，質疑自己的想法就是那麼困難。如果你也是這種情況，那退一步比較好，這樣才可以先不要去挑戰想法的內容，而是去檢驗這種想法對你的生活產生了什麼影響。例如，不必試著說服自己會交朋友，而是認知到你對於自己的交友能力有負面的想法，並檢視花時間這樣想的影響。

即使你發現自己可以挑戰想法了，但也可能會覺得需要挑戰的想法數量多到讓人不知從何下手！這就是為什麼單靠自己做認知行為治療這麼困難，也為什麼跟治療師合作會這麼有幫助。他們不會告訴你要做什麼，但是會幫助你看清楚哪些做法可能對你有幫助。最好的解決方式永遠是你自己想出來的，但有時治療師或醫生能成為促使你前進的重要推手。

選擇你的行動

在認知行為治療中，最重要、也最能掌握在自己手裡的，就是我們的行動與選擇。如前所述，我們無法只告訴自己「要好起來」就能改善情緒，而挑戰信念也可能很困難且需要時間，但我們永遠可以選擇採取好的行動。

令人驚豔的是，行動能對情緒產生極大的影響。這也就是為什麼，情緒總會嘗試驅使我們展開行動，好讓自己感覺比較好，而且快一點感覺好。這也是為什麼我們會忍不住避開任何會讓自己感到焦慮的事情，想喝一杯酒、想靠吃東西安慰自己、想過度節食、或想執行某種儀式性行為等。每一次，我們的痛苦感受都在推動自己嘗試選擇愈快、愈徹底放鬆就愈好的行動。

這也是為什麼我們那麼容易陷入不健康、破壞性行動的習慣，這種行為短期有效、但長期有害。

然而，我們可以以更正向的方式來理解行動如何影響情緒。一旦我們了解什麼行動有助於讓自己感覺比較好受，並且建立可以依賴的健康清單，那麼就能重新掌握主導權，情緒將會隨著我們採取的行動而步調一致。

我們在日常生活中都能看到這樣的情況。以我自己為例，當我感到壓力大、緊繃不安時，我常會走到花園裡、待個半小時。這個行動結合了走到戶外、運動、轉移注意力，會讓我脫胎換骨。等我結束回來時，讓我焦慮的問題可能還沒能改變，但我對它的態度已經不同了。我不再反覆思考那件事，我的心思已經轉移到其他事情上了，我的身體因為活動而感覺更舒服，結果是**我覺得好多了**。最關鍵的是，我並不是等到自己**想去**才走出去的。如果等到真的有心情再去，可能天都黑了，我都還沒動身。我的感受還停留在讓我緊張的事情上，但我對自己夠了解，知道做什麼事情會讓我覺得比較舒服，因此我知道需要走出去，這麼做有幫助。

對你來說，說不一定可能是完全不同的行動才對你有幫助。也許是跑步、上健身房或約朋友見面、打電話給媽媽；也可能是繡十字繡、玩填字遊戲、烘焙，或者只是簡單的行為，像放下手機、泡個澡。也許是選擇不再瀏覽沒有好處的網站，或者改為閱讀一本對自己有幫助的書，決定今晚不喝酒或吃健康餐點。可能是拿起電話，向一位好朋友道歉或封鎖一位壞朋友。也可能是上醫生網頁，填寫求助的表單；撥打救救我專線；申請病假休息或遛狗。

主動選擇的重要

我們每天都會面臨各種選擇，每天如此。從日常的小決定到攸關人生的大事件都有，而我們需要了解自己對這些選擇都有決定權。納粹集中營的倖存者、心理學家伊蒂特．伊格（Edith Eger）的深刻且令人震撼的著作《抉擇》（*The Choice*）[10]中提到，只要我們還活著，就總是擁有某種程度的選擇權。在她人生的某個階段，困頓到吃草才能活命，即便受盡折磨她仍舊可以選擇吃那一根草。這句話若是由沒有歷經過像她這種苦難的人所寫的話，聽起來就會像老調牙的心靈雞湯內容，但她想傳達的重點，不是她對被迫只剩下這麼卑微的選擇感到慶幸，而是能動性（agency）——對我們的決定握有選擇權——的重要，因為就是這種能動性讓我們對自己的未來有主動權。

心理疾病承受的汙名化和隨之而來的責備文化，正在逐漸減輕，不被大眾視為重要議題。雖然外界對心理疾病仍然了解不夠，但我們已經不再輕易指責心裡生病的人。這樣的轉變非常正確，因為心理疾病的成因本就複雜，往往超出個人能掌控的範圍。然而，與責備相反的另一個危險是被動（passivity）。

如果生病不是我的錯，那麼就能推導出結論：我對自己的健康完全沒有決定權，我的心理疾病完全是外在因素造成的，我根本無法掌控那些因素。這種被動性，以及可能產生的受害者心理，會阻礙康復。恢復的第一步可能是重新獲得權力感，相信自己在選擇中有發言權。有時即使只是在這些選擇中做出看似微不足道的小改變，都可能開始帶來轉變。

建立健康行動清單

我們不要任由種種情緒擺布自己，但我們**能夠**做出適切的選擇來改善自身的感受。如果我們能建立有助於管理焦慮的各種活動清單，就會很有幫助。當天色昏暗或下雨時，我偏好的園藝活動無法幫我紓解壓力。當我在辦公室時，無法在膝上抱著愛貓，使我的心情好轉。所以，我們需要設立因應不同處境和不同時段的框架，找出不同應對焦慮的策略。我們需要在各種焦慮策略與生活需求之間取得平衡，以便有足夠的時間從事有益健康的活動，同時辨識出必須要完成的其他活動，比如烹煮食物上桌、出門購物、接送小孩上下課等。即使做日常、每日活動也可能對我們有益處，因為有助於應對艱難感受的任何活動背後的核心原則之一就是，轉移注意力的價值。

分散注意力是緩解焦慮的有用工具，簡單的理由是人們很難專注於兩件事情上。當我們陷入焦慮時，它經常主導我們的思緒，我們往往會陷入擔心的情緒中。我們能挑戰自己的想法，而且這麼做在某些層面上的確有幫助，但接著我們仍會一直想，或許也會擔心。要真正停止對某件事的過度思考，最好的方式是用其他想法取代。即使只是像做晚餐或擦地板這類非常日常的小事，也能提供我們新東西思考，過沒多久，我們會發現自己的注意力已經轉移了。我們沒注意到自己不再想著焦慮的原因，就是往前走，情緒也跟著改變，我們現在感覺好一些了。

讓我們回到班恩的故事，看看他的情況。

班恩的體驗

這門課每次上課兩小時，還有課後作業。我還保留著當時發的所有紙本資料，提醒自己這一路走了多遠，正如當時我們必須記錄每天在什麼時間點感到焦慮，程度又有多強。

大約上了四週，我開始看到一絲希望。他們告訴我們，大腦是如何將正常的事情視為危險。戰鬥或逃跑反應愈來愈容易被觸發，幾乎什麼都能成為證據來支持大腦的判斷，而正面的經驗卻完全被忽略，無法起平衡作用。

所以課程中，他們要求我們試著稍微走出舒適圈。不是要一下子衝太遠，而是一步一步，讓焦慮維持在低度就好。

我記得那時心裡想，希望認知行為治療不會變成我每天都得刻意思考的事，因為那樣就跟每天活在焦慮中一樣糟糕。幾個月後，它變成不再需要刻意提醒，它成為我大腦習慣的運作方式。

認知行為治療拯救了我的生命，這不是誇張的說法。我誠實地說，如果沒有它，我不知道自己現在是否還會在這裡，過往的生活對我真的太辛苦了。現在我還是有緊張的時刻，但焦慮程度不再像過去。我二〇一三年之後就再也沒有發生過恐慌發作了。

認知行為治療教了我技能，我想每個人應該都要有這種處理焦慮的的能力。

・・・・・・・

認知行為治療與其他談話治療

認知行為治療不是唯一一種談話治療，但我特別聚焦它，是因為它是目前最常見的治療方式，而且特別在處理焦慮上有幫助。而其他談話治療也許更適合深入探索你過去的複雜經歷，或處理人際關係、創傷或失落等議題。雖然不同的治療方式之間，其實有不少重疊之處。有時人們會問我：他們需要談話治療嗎？我通常會說，這是錯誤提問。重點不是你**需不需要**它，因為這好像顯示你狀況夠糟才配得上接受治療，而是你應該提問談話治療是否對你有幫助。如果它幫得上忙，那麼接下來你該問的是：你是否準備好，付出時間與努力？

也許你想要接受治療，但大腦已經過度疲憊，以至於無法確定自己是否有辦法專注於此和實踐它。這或許是你想要接受藥物治療的理由，我們將會在下一章討論這個重要的主題。

第18章
藥物治療不是每個人都需要，但占一席之地

只要在網路上搜尋「抗憂鬱藥標題」，馬上就會跳出許多令人頭痛的查詢結果。這正是醫師們最擔心的，因為他們知道新聞最新的走向會影響隔週一整週門診的情況。有一天，新聞標題信誓旦旦地告知我們：服用抗憂鬱藥，感覺會更好，應該有更多人接受藥物治療；但到了下週，又轉為批判：這個國家的人全靠快樂藥物在過活！雖然我有信心多數人對這種聳動小報的標題已經愈來愈有判斷力了，但這些混亂的訊息確實助長了抗憂鬱藥的迷思，也讓這個主題變得更難釐清！

藥名的混亂

在治療不同種類的焦慮上，扮演最大角色的藥物，它們讓人困惑的面向之一是：儘管這種藥已經常用在焦慮，就像用在憂鬱上一樣多，但它們還是統稱為抗憂鬱藥！當我跟病人討論到如何處理他們的焦慮時，我被迫使用一個完全錯誤的字！這非常沒幫助。當我推薦抗憂鬱藥

時，可以預期病人最明顯的反應就是：「可是我沒有憂鬱啊！」我們通常會設法繞過語義上的障礙，繼續往下談，但我想特別說明清楚的是：抗憂鬱藥物真的對焦慮症的療效，和對憂鬱症是一樣的。

需要時，我能吃什麼藥？

當你受焦慮影響時，最讓人期待的藥物，大概就是能在你感到焦慮的當下服用，幫助你感覺比較冷靜的藥。這樣的想法確實非常誘人。畢竟，讓人受不了的，就是焦慮帶來的可怕感受。因此，靠什麼藥物就能把感覺趕走的想法，簡直太美好。而且，「需要時才吃」似乎比「每天吃」更好，因為你的基礎是建立在「如果需要」。從「吃藥」這件事的角度來看，就好像沒那麼嚴重，因為你不是「長期服藥的人」，只是「備著一顆藥，以防萬一」。

基於上述理由，我能夠完全理解為什麼這麼多人會問我：可不可以給我一顆「只在需要時」吃的藥。當我解釋為什麼藥物治療有許多真實問題時，我總覺得我會讓病人失望。

第一個議題和實際使用的藥物無關，而是和「使用任何種類的藥丸來緩和焦慮」的想法有關。問題在於：靠藥物讓焦慮冷靜並不會讓你學到任何應對焦慮的方法。吃完藥後，你或許感覺比較平靜，但那是因為藥效，而不是因為你對自己的理解變多了或增長了管理和面對害怕的技能。你可能因此完成了一件你平常會逃避的事，但單純是因為藥幫你撐過去的。我想，如果真的有一顆藥能有效解除焦慮，而且完全沒有短期或長期的副作用，那麼也許每次焦慮就吃一顆也無妨。但問題是：目前的藥都不是這樣的。

目前有兩類藥物，有時會在「需要時」開立：β阻斷劑（beta-blockers，又名乙型阻斷劑）和苯二氮平類（benzodiazepines）。前者主要作用在身體對焦慮的生理反應，後者是主要作用在中樞神經系統。

β阻斷劑

這類藥物之所以稱為β阻斷劑，是因為它們會阻斷稱為「β受體」的感應器，而這些受體正是腎上腺素作用之處。β阻斷劑主要用在治療心臟疾病與高血壓，但其中有一種叫做普萘洛爾（propranolol）的藥，也被用來治療偏頭痛，有時也會用來對抗焦慮症狀。

腎上腺素由腎上腺分泌，會與身體細胞的受體結合來發揮作用。人體細胞有α受體與β受體。當我們提到焦慮時出現的身體反應時，例如心跳加快、手抖、噁心、喉嚨緊縮，主要是β受體被刺激的結果。而β阻斷劑會與β受體結合，阻擋腎上腺素發揮作用，藉此減緩腎上腺素的作用。這麼一來，β阻斷劑不直接作用於大腦，所以不會讓你在心理上覺得比較平靜，但可以單純降低身體對恐懼的反應，像是心跳不那麼快、腸胃不會那麼不舒服等。這麼做有幫助，因此有些家庭醫師會開立這類藥物。然而，β阻斷劑的效果有限，並且還有幾個需要注意的重要事項：

- 最重要的是，β阻斷劑並不被建議用來治療焦慮症，至少在英國是如此。雖然臨床上偶爾會開立這類藥物，但英國國家健康暨照護卓越研究院[11]針對廣泛性焦慮症所發布的治療指引中，沒有提到β阻斷劑；而所有英國醫師都會依循這份指引。這並不是說醫師被明令**禁止**開這類藥，而是這類藥物沒有被納入治療建議中。原因在於，目前缺乏足夠證據能證明β阻斷劑對焦慮有明確、持久的療效。
- 實際情況是，雖然有些患者覺得β阻斷劑對他們有幫助，但效果通常相當有限，而且只在服藥當下才有效，並不能真正解決焦慮背後的根本議題，也無法帶來任何長期的改善。
- 有些人有理由不應該使用β阻斷劑，其中最重要的一類是氣喘患者。氣喘患者對「緩解劑」（reliever）應該很熟悉，那是一種β促效劑（beta-agonist），正好和β阻斷劑**相反**。因此，很容易理解為什麼β阻斷劑會讓氣喘變嚴重，如果你在服用β阻斷劑的期間出現喘不過氣的情況，應立即就醫。

- β阻斷劑除了在你焦慮時防止心跳加快之外，平常在靜止或日常活動中也會讓心跳變慢，這可能導致血壓偏低或頭暈。如果你長時間服用這類藥物，身體會習慣在低心率的狀態下運作；當你停藥之後，心跳恢復正常速度時，反而會覺得有些不適，需要時間重新適應！

苯二氮平類藥物

苯二氮平類是經典的安眠藥，常見的例子包括當立平錠（diazepam，商品名為煩寧〔Valium〕）、Temazepam和Nitrazepam。而在美國，三氮二氮平（Alprazolam）則因商品名讚安諾（Xanax）而廣為人知，甚至惡名昭彰。我總是覺得，苯二氮平類藥物最糟糕的地方，就是它真的太有效了！這聽起來或許有點矛盾，但我的意思是：這類藥物具有強效鎮靜作用，能在極短時間內迅速緩和焦慮情緒。這類藥物對很多人來說，非常有吸引力，但這也正是它最大的風險所在：高度成癮性。只要連續服用一段時間，身體很快就會對苯二氮平類藥物產生耐受性和依賴性。耐受性（tolerant）是指隨著時間推移，藥效會減弱，必須服用更大的劑量才能達到相同效果。而依賴性（dependent）則是指，一旦減量或停藥，就可能出現戒斷症狀，包括造成焦慮更形惡化。

因此，使用這類藥物必須非常謹慎。的確在非常短期焦慮的情況下，確有用途。例如，幫助有幽閉恐懼症（claustrophobia）的人，順利完成核磁共振檢查（MRI scan），或者在嚴重心理疾病的急性發作時，當成短期穩定情緒的輔助手段。但理想情況下，我們會盡量避免使用它們。當立平錠過去經常被用來治療飛行恐懼症，但現在已不再建議這樣做，因為其強烈的鎮靜作用可能帶來風險，你不能服藥後開車。

抱歉，我對藥物治療的說明到目前為止，似乎不太鼓舞人心！

選擇性血清素再回收抑制劑

有一類藥物，在治療焦慮和身心俱疲方面，確實有一席之地，那就是選擇性血清素再回收抑制劑（selective serotonin reuptake inhibitors, SSRIs）。這是目前最常見，也是最主流的抗憂鬱藥類型。

它們的作用機制是什麼？老實說，我們還不清楚！這些藥物會阻斷重要的化學物質，就是血清素（serotonin）的再吸收作用，也就是讓它停留在突觸間的時間更長，發揮更強的效果（這也是這類藥品名稱的由來）。我們知道血清素有助於神經細胞之間的訊息傳遞，而當再吸收被抑制時，血清素就不會那麼快被清除，因此能發揮更持久的作用。但比較不清楚的是：這和焦慮或憂鬱有什麼關聯？過去曾經有一種廣為接受的說法，認為焦慮與憂鬱是因為大腦中缺乏血清素。然而，這樣的論點現在已經受到廣泛質疑，不再被視為標準解釋。

不過，我們**確實**知道這些藥**真的**有效。許多好的科學研究已證實，SSRIs對焦慮與憂鬱都有正面影響。而且因為這類藥物已經使用超過三十年，我們對它的效果、副作用等都有相當程度的了解。對我來說，這就夠了。如果我是神經科學家，會想深入研究具體神經科學如何和為什麼這樣發揮作用；但作為一位醫師或站在病人的立場，我更在意的是：它到底有沒有效？給藥後會發生什麼事？有什麼副作用？

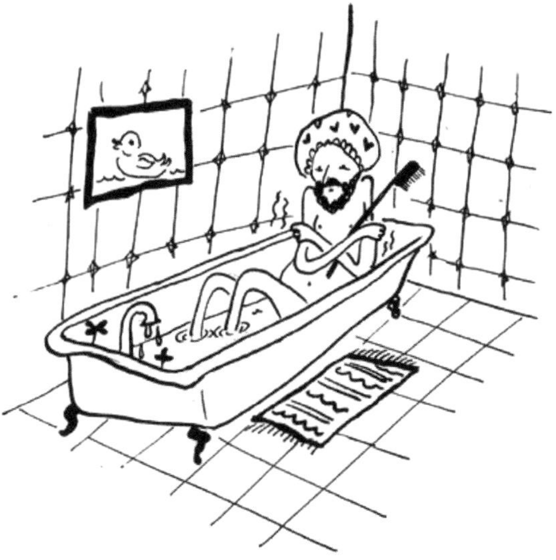

如果你決定嘗試使用SSRIs，你應該預期會發生什麼事情。在第8章提到過的那本書《如果你想把全世界扛在肩上，憂鬱症就會找上你》中，坎托佛醫師用了一個非常精彩的比喻：一個放空了水的浴缸。水龍頭仍打開，但排水孔的塞子被拿起來了，水全流光了。他說，當你正受到焦慮、身心俱疲或憂鬱的困擾時，你的狀態就像這個浴缸——整個人被掏空了。這個比喻很成功，因為大家就是這麼感受到焦慮的。而服用抗憂鬱藥，就像是把塞子塞回去，接著浴缸的水才會開始慢慢蓄積。但浴缸要滿水，得花上四到六週的時間。這個比喻非常有幫助，因為它清楚傳達了一個關鍵訊息：讓浴缸變得舒服的不是塞子，而是要將浴缸注滿水。開始服用藥物後情況不會立刻好轉，而這個預期已經在比喻中顯示。

以下是我會告訴病人可以預期的改變：

- 通常需要二到六週才會開始感覺到藥效。如果你在前兩週就已經覺得有改善，那可以說是額外的收穫。
- 一開始服用藥物時，可能會出現一些暫時性的副作用，最常見的是噁心與頭暈，通常都很輕微。有時也可能會出現短暫的焦慮加劇。這些症狀通常會在一週內緩解，最晚也應該在兩週內消退。當你停藥時，也可能出現類似的不適，這也是為什麼有些人漏服幾顆藥後會覺得有點怪怪的。如果你擔心這些副作用，建議可以從低劑量開始展開療程，慢慢調升；而要停藥時，也應該逐步減量。

- 長期副作用方面，最需要注意的是可能發生體重增加與性功能障礙。體重增加是發生在有些人服藥後會覺得肚子餓，所以關鍵是檢查服藥後避免吃的比平常多。關於性功能部分，焦慮與憂鬱可能都會帶來負面影響，所以服藥可能能幫上忙，但是有些情況可能會導致性欲下降或勃起困難，重要的是知道這可能發生。通常這些副作用是暫時的，但也有少數個案在停藥後仍持續出現這類問題，這種狀況稱為「SSRIs停藥的性功能障礙」（PSSD）。
- 還有一種極為罕見，但可能會造成非常嚴重的副作用，叫做血清素症候群（serotonin syndrome）。通常在剛開始服藥後發生，可能會出現意識混亂、躁動、出汗、肌肉顫抖等症狀。雖然這個反應極為罕見，但重要的是，開始服藥時一定要知道有這個風險，一旦出現反應就必須立刻停藥並掛急診、尋求建議。
- 最後，很重要的一點是：不要太早停藥！（你不會剛把水放滿就立刻把塞子拔掉！）如果我們都很開心服藥後的成效，那麼我通常會建議繼續服藥，至少持續服用六個月。

這是不是只在遮掩問題？

嗯，也許是這樣，但這種遮掩仍然非常有幫助。很多病人告訴我，他們初期服藥時感覺不到任何不同，但大約三週後開始感覺心情平靜、情緒提升，六週後的改善明顯。當然，不是每個人都覺得有幫助，有時也需要花時間調整到適當的劑量，甚至換用不同種類的SSRIs，但多數結果是服藥後的情況比未服藥前好。人們經常告訴我，他們就是不像過去感覺到害怕了，或是衝動反應、做出對自己沒幫助行為的本能，也變得比較平靜了。這是在遮掩症狀，還是在治療問題呢？其實很難說！

我可以確定的是，如果我用SSRIs治療，去嘗試處理病人的焦慮，卻對他們理解焦慮上沒有提供改變，也沒有提供學習管理焦慮的工具的話，那我其實沒有真正幫助到他們。同樣地，如果給身心俱疲的病人吃藥，卻沒有減輕他們承受的壓力，那只是掩蓋裂痕，最多只是拖延病情惡化。另一方面，有時焦慮症狀嚴重到根本無法接受心理治療，這時我們需要先用SSRIs降低症狀，讓他們能參與治療，這才是真正的治療。或者有人因身心俱疲、請病假，症狀非常困擾他們，稍微掩蓋症狀，對他們來說也是非常重要的幫助。

關鍵是這些藥物不會讓人上癮，且能打開通往治療或生活改變的大門，一旦他們走出最初卡住他們的低谷，就會幫助他們愈來愈好。而有些人則發現他們最好長期服用藥物比較好。這到底是遮掩，還是在治療？或許無論是選擇健康、有活力的生活，還是痛苦、艱難地掙扎，只要有選擇，這樣的區別並不真的重要！

心理病症用藥的汙名

讓我感到難過的是，心理疾病的藥物治療常被汙名化，而這種情況在治療身體健康疾病時卻極少發生，像糖尿病、氣喘或癌症患者就不會因為需要用藥而被指責或羞辱。這種汙名可能來自他人：有些人認為使用藥物是軟弱的表現；或者有些人可能經歷過糟糕的服藥經驗，便以此來嚇阻其他想嘗試的人；還有人抱持陰謀論，覺得針對大腦的藥物一定有什麼可怕的副作用或陰影。我每次在社群媒體上發文，談到心理疾病用藥時，多數留言都是支持與鼓勵，但總會有一、兩則沒有幫助的留言，用極端的言論抹黑藥物，甚至將開立處方箋的家庭醫師形容為邪惡的共犯。帶著強烈偏見，發表一些極端化的論調，比如說藥物都是毒、開藥的家庭醫師都是不懷好意等。

然而，也許更具傷害性的是，我們對服藥本身的偏見。在多數醫療情境下，尋求非藥物治療是非常合理的選擇；畢竟，沒有人會想輕易把化學物質吃進體內。但有時服用抗憂鬱藥的內在抵抗，遠超出合理範圍，當我們考慮是否用藥時，可能會產生對自己的過度批判。服用藥物不是軟弱的象徵，也不是承認自己缺乏道德品質（moral fibre），無法靠自己而變好。真正重要的是：你是否已經認真思考現在是考慮這個治療選項的時機？你是否足夠的了解，能評估藥物帶來的好處與潛在的副作用？

我會不會吃了藥就「恍神」？

這樣的擔心非常合理，而答案是完全「不會」。SSRIs類藥物並不會讓人感到鎮靜或昏沉，你不會有那種「被藥物壓制」的感覺（不過有一種類似的藥物叫mirtazapine是有鎮靜作用的，通常會在晚上睡前服用，用來幫助睡眠）。不過，有些人會這樣跟我形容他們的感受：他們多數時候覺得自己跟平常一樣，但在情緒的極端狀態上，好像沒有以前那麼有感，比如說，看感人的電影不再那麼容易落淚；聽到好消息也不會那麼興奮。我最喜歡的比喻是：就像鋼琴鍵盤一樣，中間的音符都能正常演奏，但最低音和最高音可能按不太出來。一開始，多數人對這種情況很歡迎，畢竟不會因為去超市就情緒崩潰、大哭，算是很大的進步。但過了一段時間後，有些人會說他們準備好想找回完整範圍的情緒反應了。這通常是個好兆頭，代表他們可能已經準備好減藥，甚至停藥了。

何時停藥？

當我們在討論是否可以開始減藥時，我通常會請病人一起思考以下四個關鍵問題：

- **你已經持續好轉至少四個月了嗎？**我們會一起回顧，詢問從何時開始覺得自己好多了。如果這段時間還不到四個月，那可能還太早開始減藥；但如果你已經穩定超過四個月，這通常是個好跡象。
- **最近是否即將面臨重大的人生事件？**生活中總有壓力和挑戰，所以回答這一題不用太過保守，但如果你正準備迎接重大變化，例如換新工作、退休、搬家、生小孩、結婚等，那麼這時通常是減藥的壞時機！
- **有沒有什麼改變，讓我們相信你這次不會再復發？**這一點尤其關鍵。這些改變可能包括，你接受了一段時間的治療，學會了管理焦慮的新技巧或降低精疲力盡的危機。或者你的生活環境有所改善，或許工作壓力減輕、關係難題已獲得解決，抑或是你已經有充足的時間療癒，已經度過了人生創傷。這個問題還可以簡化為：你有多樂觀，自己能不再發病？

- **現在是適合你的時機嗎？**這是一個非常個人化的問題，會受到你居住的國家和生活節奏影響。以英國為例，因為有潮濕、寒冷又晦暗的冬季，許多人覺得冬天的情緒特別容易受影響，而一年最適合考慮減藥的時間點是春季，因為春天天氣回暖、日照變長。不過，也有人恰好相反，他們喜歡冬季的舒適感，而且發現自己隨著溫度高，情緒會往下掉。也有可能，這跟季節一點關係都沒有，而是與你生活中的節奏有關。例如：是否正值工作繁忙期？或者即將迎來某個對你意義重大的紀念日？

如果對前面四個問題都能給出正向的回應，那麼通常表示，大家已經準備好停藥了。我們經常採取漸進式減量的做法，而非一次性全部停藥。較安全、也較不容易出現副作用的方式是「逐步減量」。

務必要和醫師討論

很明顯，這一章關於藥物的內容只能涵蓋一般性原則。你想要嘗試任何具體的治療方式，都需要由你與醫師量身定做和討論。過往的病史背景、正在服用的其他藥物、以前用藥經驗，都是決定處方用藥的重要依據。而在抗憂鬱藥物中，SSRIs只是其中一類。其他還有：血清素與正腎上腺素再回收抑制劑（SNRIs）、非典型抗憂鬱藥（atypical antidepressants）、三環抗憂鬱劑（TCAs）、血清素調節劑（serotonin modulators），甚至是單胺氧化酶抑制劑（MAOIs）等。我需要查詢縮寫字典才能提醒自己這些字代表什麼藥，而且在開給病患這些藥物之前，我會先徵詢精神科醫師的意見！

結論

我書寫這本書一開始時就說過，焦慮常常讓我們覺得自己很愚蠢。希望讀到這裡的你，已經能同意：感到焦慮並不愚蠢；你的擔憂都是有道理的！或者，如果你是為了照顧身邊正在經歷焦慮的人而閱讀這本書，那我也希望你明白：他們的焦慮不是無理取鬧，不是胡思亂想，更不是可以你說停就停的。如果你曾對身邊的人或對自己說過：「但你沒什麼好擔心的啊」，那麼希望現在你能知道，這句話有多偏離焦慮的真實情況。

但也請對自己好一些。我們覺得焦慮應該和「有沒有值得擔心的事」有關聯，所以會這麼想很自然。但實際上，焦慮更像是一種思維模式：它**總是**會尋找事情擔心，而且即使眼前沒有明顯的事情可以焦慮，也會開始擔心**沒有**事情擔心本身！

焦慮一點也不可笑，正如同身心俱疲不代表脆弱。但它們往往突然來襲，把我們捲入無助的思考模式與不利的行為習慣中。這些習慣輕則拖慢復原的腳步，重則讓我們陷入愈來愈難以掙脫的循環，被焦慮或筋疲力竭全面主宰生活。然而，我們並非束手無策。我們真的能鬆開焦慮的束縛，重新感受無懼的自由，也確實能挑戰自己的思考，這麼一來我們不只能從身心俱疲中復原，更能學會如何在第一步就避免掉入情緒的漩渦。

現在就是關鍵時刻。理論已講得夠多，真正重要的只有一個問題：接下來，你現在打算怎麼做？焦慮一點也不可笑，但如果你已經讀到這裡，心裡也明白焦慮或身心俱疲的確是你真實的議題。如果你已經理解可以做的一些事情，也學到改變的力量就在你手上，你可以開啟改變的進程，那麼如果此刻你選擇什麼都不做，或許那才是真正的愚蠢。

你如果什麼都不做是可以理解的。因為就算只是稍微跨出舒適圈一步，也會讓人感到害怕，甚至覺得無比困難。重新定義自己並不容易，因為你無法將自己看成是不焦慮的人，想像自己沒有焦慮時的模樣、不害怕地重新自在生活、在沒有恐懼的狀態下思考，這一切會變成什麼模樣呢？教你的大腦不要老是保持高度警戒會引發危機，感覺很可怕。你得決定自己的大腦感受到的威脅程度，其實不是那麼真實。如果你真的成功把威脅等級調低，可能會發現自己開始感到平靜，甚至連這份平靜也會讓你感到陌生、甚至有點害怕！因為，我們總是對熟悉的東西感到安心，即使那是你明明不喜歡、想要改變的焦慮狀態。

你如果什麼都不做是可以理解的，但是非常可惜的事，因為，許多事情可以幫助自己。所以，你可以怎麼做呢？也許你會選擇回到第12章，為自己的焦慮復健計畫設定簡單可行的小目標；也許你會安排一些右腦活動，並為了自己的幸福，將它們放入行事曆中；也許你有睡眠問題，重新設定鬧鐘，著手調整生活節奏；也許你需要學著放手，或者練習說「不」。可能你此刻充滿動力，但請確保設定的任何目標都要實際且可達成，別設得太大太急，以免自己中途失敗，又陷入自責。一步一步慢慢來，問問自己要一個人走，還是找人陪伴一起走。這個人可以是你親近的朋友或家人，陪你共同設定與完成目標，從舒適圈走到擴展圈，或者你也可以先跟治療師合作。

有時候病人會對我說：「我試過它了，但沒有效。」我通常會反問他們，「它」是什麼？「沒有效」又是什麼意思？這種說法讓我聯想到面對家中小故障的語氣，像是：「我試著換了保險絲，還是不行。」或者「我已經重新打開、關上電源，但它還是沒動靜。」「它」是一個單一動作，我們沒辦法影響它能不能成功，就只是試試看。但認知行為治療，或任何形式的談話治療，都不只是這樣。它不是被動接受和嘗試會不會有用的東西，而是一段需要主動投入的歷程。至於何時「有效」與「沒效」，也跟二元的答案：「對，有效」或「不，沒效」相距甚遠。它能提供的幫助可能會以多種形式出現，而且有些成果需要一段時間才可能浮現。

當有人對我說，我試過認知行為治療，但沒效時，我總會想知道到底出了什麼問題。也許他們當時根本還沒準備好接受治療；也許是身邊的人覺得這會對他們有幫助，就硬把他們拉去，但本人從頭到尾都沒真正相信這個方法；也可能是他們當時根本沒有足夠的時間或情緒能量去投入治療。又或者，他們單純沒辦法和當時的治療師建立連結，若換個不同的人，說不定效果就會好很多。

有時認知行為治療未必是正確的方式。例如，對神經多樣性來說，認知行為治療需要經過調整，才適用於像自閉症光譜的狀況。而有些人如果覺得標準的認知行為治療不合適，那麼可能會更適合另一種源自認知行為治療、但更全面整合的治療方法——接納與承諾療法（acceptance and commitment therapy, ACT）。

無論你考慮的是哪一種類型的心理治療，只要你準備和治療師合作，就必須投入時間與心力。也就是說，你需要在實際層面與情感層面上都準備好承擔這個過程。要真正從治療中獲得最大收穫，你必須用全心投入的態度來面對，像是說：「我不喜歡焦慮目前對我造成的影響，所以努力投入，我要從中汲取每一點對我有幫助的東西與學習。」

而我想說的最後一個重點是：你得對焦慮帶來的影響**夠厭煩**，你才會開始真正想要改變。我說的不是對焦慮本身感到厭煩。因為討厭焦慮，反而容易讓人更想逃避會引發焦慮的情境。我說的是：你應該**對焦慮限制你生活的方式感到厭煩**。那也沒關係，因為這些限制沒有真正對你有影響，你能容易與焦慮共存。但如果焦慮正在主導你的生活，讓焦慮的限制夠讓讓你厭煩，允許焦慮讓自己夠失望，那麼你就準備好要改變了。你不需要對抗焦慮。事實上，接納你的焦慮，學著和焦慮一起微笑，可能正是改變的起點。但你必須**想要**改變。在這方面，一點點夠厭煩了的情緒，真的能推動你走出重要的第一步！

致謝

我深深感謝賓斯康柏醫療中心（Binscombe Medical Centre）的每一位病人。你們不只是本書內容和結構的重要靈感來源，也提供了當中的故事。謝謝你們願意敞開心扉，與我分享生命中的經歷、脆弱、眼淚，甚至是歡笑。也謝謝你們在我遲到、不像過往盡心傾聽，或是給出不夠貼切建議的時候，仍然選擇包容與信任。從你們身上，我學到的遠比任何教科書或課堂來得深刻，這份啟發與感動，我永遠放在心裡。

我大半的醫師生涯都在賓斯康柏度過。能夠在這裡服務病患，是我人生最深的祝福。這個地方不僅共享關懷與奉獻的價值觀，更有不過度看重自己的文化，讓整個團隊不斷成長茁壯。我若不是在這樣的環境中工作，這本書可能永遠無法誕生。我特別想感謝這幾年一路上陪伴我、與我並肩前行的夥伴，是你們給了我足夠的空間與信任，讓我能自由書寫、誠實表達。

我非常享受與本書插畫家漢娜．羅賓森（Hannah Robinson）的合作。在每個階段，妳將我的點子提升到另一種層次，讓我的想法更具象、成熟，並結合了戲劇性、幽默感與活力的獨特風格，讓構想更鮮活。我衷心感謝妳，漢娜，我真心喜愛妳的作品！我也要感謝潔西卡．金斯利出版社（Jessica Kingsley Publishers）的整體團隊，在書籍製作的每一階段給予我寶貴意見，耐心回應我所有問題，並讓我為這本書的成果深感驕傲。我特別感激獨具慧眼的編輯珍．伊文斯（Jane Evans），妳巧妙地引導我不斷提升文字與表達，讓寫作之路更加踏實。

最後，我要由衷感謝我的家人，謝謝你們的愛、關懷、鼓勵與支持。特別感謝喬在社群媒體方面提供建議（即使實際功臣其實是凱蒂！）；也謝謝艾倫精準嚴謹地完成校稿工作，並讓我筆下那隻焦慮怪物威伯變得栩栩如生。還有克萊兒，我永遠心懷感激。妳不僅陪伴我完成這本書的旅程，更是我人生中的一盞明燈。

註解

1 Martel, Y. (2001) *Life of Pi*. Canongate Books, p.161.

2 Hall, C. (2019) Can anything cure my lifelong fear of cotton wool? The Guardian, 10 November. www.theguardian.com/society/2019/nov/10/cotton-wool-thinking-can-i-conquer-my-unusual-phobia-buttons-bananas

3 Peanuts by Charles Schulz, 27 February 1963. GoComics. www.gocomics. com/peanuts/1963/02/27

4 Martel, Y. (2001) *Life of Pi*. Canongate Books, p.161.

5 Prochaska, J.O. and DiClemente, C.C. (1983) Stages and processes of self-change of smoking: Toward an integrative model of change. *Journal of Consulting and Clinical Psychology 51*, 3, 390-395.

6 National Institute for Health and Care Excellence (2014) Anxiety disorders [QS53]. www.nice.org.uk/guidance/qs53

7 Cantopher, T. (2012) *Depressive Illness: The Curse of the Strong*. Sheldon Press.

8 Maurer, L.F., Schneider, J., Miller, C.B., Espie, C.A. and Kyle, S.D. (2021) The clinical effects of sleep restriction therapy for insomnia: A meta-analysis of randomised controlled trials. *Sleep Medicine Reviews 58*, 101493 (2021).

9 Miller, C.B., Espie, C.A., Epstein, D.R., Friedman, L. et al. (2014) The evidence base of sleep restriction therapy for treating insomnia disorder. *Sleep Medicine Reviews 18*, 5, 415–424.

10 Eger, E. (2018) *The Choice*. Rider Books.

11 National Institute for Health and Care Excellence (2020) Generalised anxiety disorder and panic disorder in adults: management [CG113]. www.nice.org.uk/guidance/cg113

剛剛好的焦慮：焦慮可以保護你，你也可以善用焦慮

作者	馬丁・布魯內醫生 Dr. Martin Brunet
插畫	漢娜・羅賓森 Hannah Robinson
譯者	陳文和
商周集團執行長	郭奕伶
商業周刊出版事業處	
副總經理	張勝宗
總編輯	林雲
責任編輯	林亞萱
封面設計	李東記
內頁排版	陳姿秀
出版發行	城邦文化事業股份有限公司 商業周刊
地址	115台北市南港區昆陽街16號6樓 電話：（02）2505-6789　傳真：（02）2503-6399
讀者服務專線	（02）2510-8888
商周集團網站服務信箱	mailbox@bwnet.com.tw
劃撥帳號	50003033
戶名	英屬蓋曼群島商家庭傳媒股份有限公司城邦分公司
網站	www.businessweekly.com.tw
香港發行所	城邦（香港）出版集團有限公司 香港九龍九龍城土瓜灣道86號順聯工業大廈6樓A室 電話：(852) 2508-6231　傳真：(852) 2578-9337 E-mail：hkcite@biznetvigator.com
製版印刷	中原造像股份有限公司
總經銷	聯合發行股份有限公司　電話：（02）2917-8022
初版1刷	2025年7月
定價	380元
ISBN	978-626-7678-41-1（平裝）
EISBN	9786267678404（PDF）／9786267678398（EPUB）

國家圖書館出版品預行編目(CIP)資料

剛剛好的焦慮：焦慮可以保護你，你也可以善用焦慮/馬丁・布魯內(Martin Brunet)作；陳文和譯. -- 初版. -- 臺北市：城邦文化事業股份有限公司商業周刊, 2025.07
　面；　公分
譯自：Your Worry Makes Sense：Anxiety and Burnout are Logical (and You Can Overcome Them)
ISBN 978-626-7678-41-1(平裝)
1.CST: 焦慮症 2.CST: 情緒管理 3.CST: 心理治療
415.992　　114006372